A Test of Lexical Processing in Aphasia (TLPA)

失語症語彙検査

単語の情報処理の評価

著

藤田　郁代　　物井　寿子　　奥平奈保子
植田　　恵　　小野久里子　　古谷二三代
下垣由美子　　井口　由子　　笹沼　澄子

エスコアール

序文：第2版

失語症のリハビリテーションでは，障害を受けた言語機能が専門的対処によって回復する例が少なくないことが知られている．Holland ら（1996）はこれまでの失語症の言語治療研究を概観し，「一回の脳梗塞で発症した左大脳病変による失語症は，週に 3 時間以上の言語治療を 5 ヶ月以上受けると，言語治療を受けない場合より有意によく回復する」と述べている．このように，失語症が適切な働きかけによって，ある程度まで回復する可能性があることは臨床研究によって示されているが，その回復がどのようなメカニズムで起こるかについてわかっていることは少ない．

このような学問状況の中で臨床家が行えることの一つは，まず，患者ごとに臨床症状を詳細に分析して障害構造をできるだけ正確に把握するよう努め，その結果とこれまでに蓄積された研究結果を基に治療計画を立て，治療を実施することである．これは現在広く世界に普及しつつある「Evidence Based Approach」に相当する方法論である．

言語治療では，障害構造の検索なくして，症状に対応した治療ストラテジーを見いだすことは困難であろう．これは，脳内の言語情報処理システムを探求する場合についてもいえる．失語症の言語治療および研究は臨床症状をみつめ，それを分析することから始まるといっても過言ではないであろう．このような意味において，言語機能を深く掘り下げて検索する評価法をもつことは言語治療においても，また心理学研究においても重要である．しかし，本邦では標準化された失語症掘り下げ検査はまだ少ないのが現状である．そこで，我々は脳損傷患者の語彙機能を深く掘り下げて検索するための手段として，「失語症語彙検査」を開発することとした．

評価法を開発するにはいくつかの方法があるが，いずれにしても近接領域を含め現在までに蓄積された諸研究の成果を踏まえていることが重要であろう．本検査は単語の情報処理に関するこれまでの諸研究，特に認知神経心理学的研究の成果を背景にしている．しかし，本検査は特定の理論を実証するための道具ではなく，あくまでも個々の患者の語彙機能に関する臨床症状を多面的に評価することを目的としている．

本検査は 1993 年に日本音声言語医学会言語委員会失語症小委員会の活動の一環として開発に着手した．1997 年に同委員会が終了した後も，委員であった者によって作業は続行され，2000 年にようやく発表できる段階に達した．本検査開発の契機を与えていただき，活動を支援して下さった日本音声言語医学会に深く感謝申し上げたい．

検査の開発において困難を極めたのは検査語の選定であった．本邦では日本語の語彙に関する基礎データが大幅に不足しており，属性を統制して検査語を選定することの難しさに立ち往生することも少なくなかった．このような中，NTT コミュニケーション科学基礎研究所の天野成昭先生，近藤公久先生にお会いし，発表前の「NTT データベースシリーズ「日本語の語彙特性」第 1 巻（親密度）」のデータを使用させていただくことができた．これによって，意味カテゴリー別名詞検査の語の選定は可能になったといえる．ここに，両先生のご好意，ご理解に深く感謝申し上げたい．

さらに，本検査の標準化に際しては，永生病院リハビリテーションセンター，国立身体障害者リハビリテーションセンター病院，東京都老人医療センター，東京都リハビリテーション病院，国際医療福祉大学クリニックのご協力を得た．ここに深謝申し上げる．

以上のように，本検査は隣接領域および言語聴覚障害領域の方々の多くのご支援によって誕生した．本検査を脳損傷患者における語彙機能の障害構造を検索するための道具として，また評価・訓練の手段として役立てて頂ければ，幸いである．

2001 年 7 月 15 日

藤田　郁代

謝辞

本検査は1993年から1997年に至るまで，日本音声言語医学会言語委員会失語症小委員会の活動の一環として開発作業を行いました．本検査の開発に関して，多大なご理解ご支援を頂いた日本音声言語医学会の関係各位に厚く御礼申し上げます．

本検査のうち，意味カテゴリー別名詞検査の検査語の選定に関しては，NTTコミュニケーション科学基礎研究所の天野成昭先生，近藤公久先生のご協力を頂きました．ここに深く感謝の意を表します．

本検査の標準化に際しては，永生病院リハビリテーションセンター，国立身体障害者リハビリテーションセンター病院，東京都老人医療センター，東京都リハビリテーション病院，国際医療福祉大学クリニックのご協力を得ました．ここに深く感謝申し上げます．

目　次

序 文
謝 辞

検査開発の経緯 …… 1

第1章　失語症語彙検査の基本概念 …… 2
1.　検査の理論的背景 …… 2
2.　単語の情報処理モデル …… 4

第2章　検査の目的と構成 …… 6
1.　検査の目的 …… 6
2.　検査バッテリーの構成 …… 6
2．1　語彙判断検査 …… 8
2．2　名詞・動詞検査 …… 11
2．3　類義語判断検査 …… 15
2．4　意味カテゴリー別名詞検査 …… 16

第3章　実施法および採点法 …… 18
1.　語彙判断検査 …… 18
2.　名詞・動詞検査 …… 20
3.　類義語判断検査 …… 26
4.　意味カテゴリー別名詞検査 …… 27

第4章　健常者の成績 …… 33
1.　語彙判断検査 …… 33
2.　名詞・動詞検査 …… 40
3.　類義語判断検査 …… 43
4.　意味カテゴリー別名詞検査 …… 45

第5章　失語症患者の成績 …… 49
1.　語彙判断検査 …… 49
2.　名詞・動詞検査 …… 62
3.　類義語判断検査 …… 70
4.　意味カテゴリー別名詞検査 …… 73

第６章　臨床への適用 …… 81
１．　失語症語彙検査の臨床への適用 …… 82

附 表　評価のための資料　ー健常者の成績 …… 85

附表１　語彙判断検査における健常者の成績

1-1-a　語彙判断検査Ⅰ　文字（漢字）提示　160 語　ー年代別　87
1-1-b　語彙判断検査Ⅰ　文字（漢字）提示　160 語　ー単語・非単語別　87
1-1-c　語彙判断検査Ⅰ　文字（漢字）提示　単語 80 語　ー使用頻度・心像性別　87
1-1-d　語彙判断検査Ⅰ　文字（漢字）提示　前半 80 語　ー年代別　87
1-1-e　語彙判断検査Ⅰ　文字（漢字）提示　前半 80 語　ー単語・非単語別　88
1-1-f　語彙判断検査Ⅰ　文字（漢字）提示　単語前半 40 語　ー使用頻度・心像性別　88

1-2-a　語彙判断検査Ⅱ　音声提示　ー年代別　88
1-2-b　語彙判断検査Ⅱ　音声提示　ー単語・非単語別　88
1-2-c　語彙判断検査Ⅱ　文字（平仮名）提示　ー年代別　89
1-2-d　語彙判断検査Ⅱ　文字（平仮名）提示　ー単語・非単語別　89

1-3-a　語彙判断検査Ⅲ　音声提示　ー年代別　89
1-3-b　語彙判断検査Ⅲ　音声提示　ー単語・非単語別　89
1-3-c　語彙判断検査Ⅲ　文字（平仮名）提示　ー年代別　90
1-3-d　語彙判断検査Ⅲ　文字（平仮名）提示　ー単語・非単語別　90

1-4-a　語彙判断検査Ⅳ　音声提示　ー年代別　90
1-4-b　語彙判断検査Ⅳ　音声提示　ー単語・非単語別　90
1-4-c　語彙判断検査Ⅳ　文字（平仮名）提示　ー年代別　91
1-4-d　語彙判断検査Ⅳ　文字（平仮名）提示　ー単語・非単語別　91

附表２　名詞・動詞検査における健常者の成績

2-1-a　名詞表出検査　発話　ー年代別　92
2-1-b　名詞表出検査　発話　ー使用頻度別　92

2-2-a　動詞表出検査　発話　ー年代別　92
2-2-b　動詞表出検査　発話　ー使用頻度別　92

2-3-a　名詞理解検査　聴覚的理解　ー年代別　93

2-3-b 名詞理解検査 聴覚的理解 ー使用頻度別 93
2-3-c 名詞理解検査 聴覚的理解 ー心像性別 93
2-3-d 名詞理解検査 聴覚的理解 ー使用頻度別，心像性別 93

2-4-a 動詞理解検査 聴覚的理解 ー年代別 94
2-4-b 動詞理解検査 聴覚的理解 ー使用頻度別 94

附表3 類義語判断検査における健常者の成績

3-1-a 類義語判断検査 音声提示 ー年代別 95
3-1-b 類義語判断検査 音声提示 ー心像性別 95
3-1-c 類義語判断検査 文字（漢字）提示 ー年代別 95
3-1-d 類義語判断検査 文字（漢字）提示 ー心像性別 95

附表4 意味カテゴリー別名詞検査における健常者の成績

4-1-a 呼称検査 ー年代別，性別 96
4-1-b 呼称検査 ー親密度別 96
4-1-c 呼称検査 ー意味カテゴリー別，性別 97
4-1-d 呼称検査 ー意味カテゴリー別，親密度別 98

4-2-a 聴覚的理解検査 ー年代別，性別 98
4-2-b 聴覚的理解検査 ー親密度別 99
4-2-c 聴覚的理解検査 ー意味カテゴリー別，性別 99
4-2-d 聴覚的理解検査 ー意味カテゴリー別，親密度別 100

記録用紙（見本） ······································ 101
文献 ······································ 122
検査の作成者および協力者 ······································ 125

検査開発の経緯

本検査は，1993年に日本音声言語医学会言語委員会失語症小委員会が開発に着手し，1997年に至るまで委員会活動の一環として開発作業を行った．その後，同委員会のメンバーであった者によって活動が継続され，2000年４月に検査バッテリーの中核部となる諸検査が完成した．

各検査の開発は下記分担によって行った．

語彙判断検査	物井寿子
名詞・動詞検査	藤田郁代　小野久里子　植田　恵　古谷二三代　井口由子
類義語判断検査	物井寿子
意味カテゴリー別名詞検査	奥平奈保子　下垣由美子

第1章
失語症語彙検査の基本概念

1.　検査の理論的背景

呼称障害はほとんどの失語症患者に認められるが，その症状は多彩であり，発現機序も単一ではないと考えられる．近年，脳内の単語情報処理については，認知神経心理学や脳機能画像法を用いた研究が進み，かなりの知見が蓄積してきている．

認知神経心理学では，脳損傷患者を対象とした臨床研究や健常者を対象とした実験研究によって，単語の情報処理過程をモデル化することを進めている．その研究の流れは大まかに２つに分けられる．一つは，Morton[1] らのロゴジェンモデル(Logogen Model)の流れを汲むもので，脳内の言語情報処理システムについて次のように考える．言語情報処理システムは独立した機能を営む複数のモジュールによって構成され，各モジュールは脳内の異なる部位に位置する．各モジュールまたはモジュール間の結合は脳損傷によって選択的に障害され，それによって各患者の特異的な言語症状が生ずる．このモデルは脳損傷患者の臨床症状や，言語治療による行動変容に関する研究などからかなりの裏付けを得ている．もう一つは，DRCモデル(Dual-Route Cascaded Model)[2]，PDPモデル(Parallel Distributed Processing Model)，ニューラルネットワークモデル[3]，コネクショニストモデルなどと呼ばれるもので，本モデルはコンピューター上にシミュレーションされる（図１）．まず，言語情報を処理する最小単位（ユニット：神経細胞を模したもの）がコンピューター上に構成され，ユニットは複数の層に並べられる．各層のユニットはさまざまな強度をもつ結線で双方向の結合を持ち，ユニット間の信号のやりとりによって情報は並列分散的に処理される．音韻層，意味層，文字層のユニット群の活性化パタンが単語の音韻コード，意味コード，文字コードにあたる．このネットワークに単語を学習させたり，ネットワークの一部を壊して脳損傷患者の症状をシミュレーションすることによってモデルの構築が実験的に進められている．いずれのモデルも完成したものではなく，現在も実証的研究が続けられている[4~8]．

脳機能画像研究では，単語の処理に関していくつかの興味深い研究データが提供されている．その一つは，名詞と動詞ではその処理に関わる脳内部位が異なることを示唆するデータである．Damasioら[9]は，PETを用いた研究において名詞の処理では左側頭葉が賦活し，動詞の処理ではBroca野を含む左前頭葉が賦活したと報告している．さらに，名詞の処理に関しては、意味カテゴリーによって脳内の賦活部位が異なることがいくつかの研究によって報告されている（ Damasioら[10] ）．同様の現象が存在することは，症状の二重乖離に関する臨床研究によっても確かめられている(Yamadori [11])．

脳損傷患者の言語機能の評価および治療は，信頼できる客観的な研究の結果を拠り所として実施することになる．認知神経心理学的研究はそのような期待に応えられる研究の一つであろう．特に，単語の情報処理に関する研究は，個々の患者の語彙障害の特徴を把握し，その障害構造に対応した治療ストラテジーを見いだす上で有用な情報を多数提供している．しかし，残念ながら本邦ではそのような情報を臨床に生かすための手段の開発が大幅に遅れている．たとえば，英国ではPALPA (Psycholinguistic Assessments of Language Processing) [12] という検査が存在し，認知神経心理学的研究や言語臨床の道具として使用されている．しかし，本邦では脳損傷患者における単語の情報処理を深く掘り下げて検索する評価法はまだほとんど存在しない．

そこで，我々は日本語の特性を考慮して単語の表出・理解機能を情報処理という観点から掘り下げて評価する検査バッテリーとして「失語症語彙検査」を開発した．本検査は，脳損傷患者の単語の情報処理に関する最近の研究，特に認知神経心理学的研究を背景としているが，特定の理論を支持するものではなく，あくまでも脳損傷患者が呈する臨床症状を情報処理という観点から客観的に把握することを意図している．

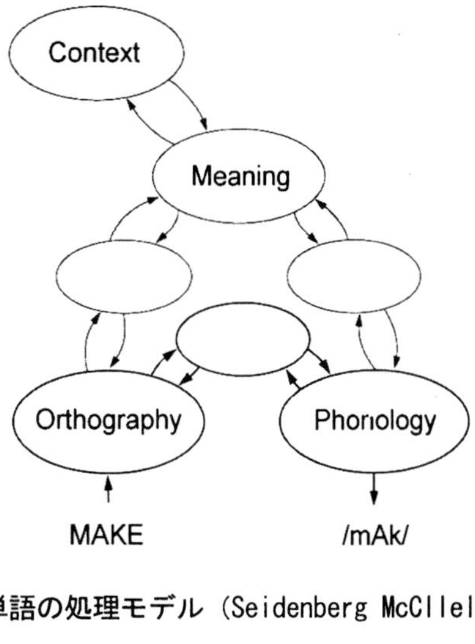

図１　単語の処理モデル (Seidenberg McClleland 1989)

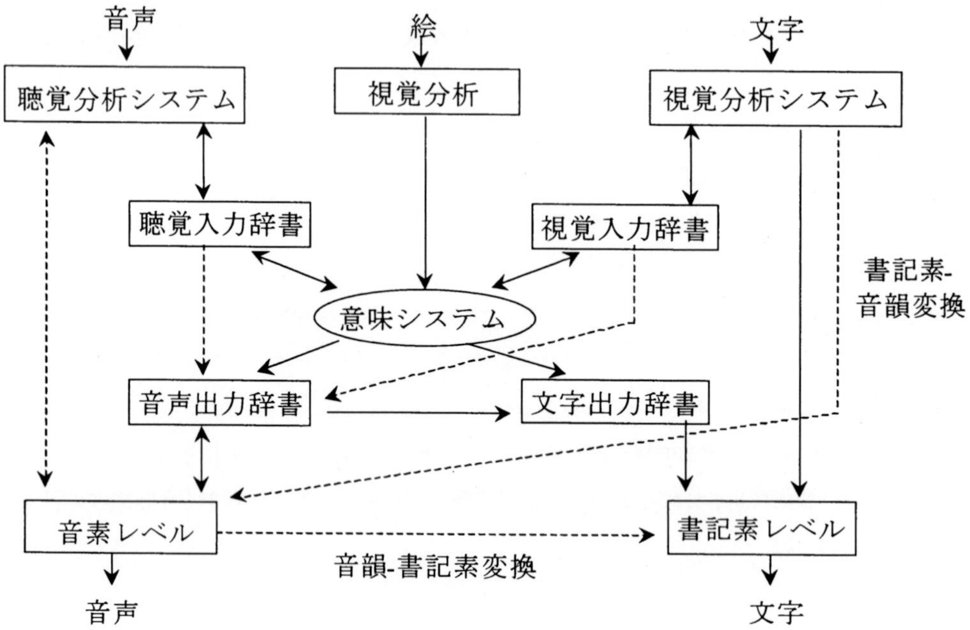

図2　単語の情報処理モデル（Ellis & Young 1988 を参照）

2．単語の情報処理モデル

本検査は，認知神経心理学における単語の情報処理モデルに拠って脳損傷患者の単語の処理機能を評価する手段としても用いることができる．そこで，ロゴジェンモデルの流れを汲む Ellis and Young[5]のモデル（図2）を用いて，単語の情報処理過程を簡単にみておくことにする．本モデルでは，箱(box)は情報の貯蔵庫およびその処理装置を指し，矢印(arrow)が処理の流れを示す．単語はそれぞれ音韻，意味，文字に関する情報を有し，音韻および文字の情報は脳内辞書に保存されていると考える．語の想起や理解はこれらの情報が活性化または結合することによって成立すると考えられている．

本モデルに基づいて，「猫」の絵を見てそれを呼称する過程を考えてみよう．絵が提示されると，視覚分析が行われ，その情報は意味システムに到達する．意味システムではそれに対応した意味コードが活性化し，次いで（または同時に）脳内辞書（音声出力辞書）の音韻コード[neko]が活性化する．音韻コードは音素列生成（音素レベル）を経て発語運動へと変換され，呼称が成立する．一方，「猫」という単語を聞いてその意味を理解するには，聴覚分析システムで語音が分析されると，脳内辞書（聴覚入力辞書）に記憶されている多数の音韻コードの中から[neko]というコードが活性化する．次いで（または同時に），意味システムでそれに対応した意味コードが活性化し，語の意味理解が成立する．

単語の呼称障害や理解障害はシステムのどこが損傷されても生ずる可能性がある．言語治療では，障害を受けた機能と保存されている機能を的確に把握し，各患者の障害構造に応じた治療ストラテジーを見いだすことが重要である．情報処理モデルは各患者の単語の処理機能に関する障害パタンを把握し，治療の手掛かりを得る上で有用であると考えられる．

第2章
検査の目的と構成

1．検査の目的

本検査は脳損傷患者の単語の表出・理解機能を多面的に評価し，障害の言語病理学的診断，言語治療プログラムの作成，治療効果の測定などに役立てることを目的としている．主な対象としては，失語症患者と痴呆患者を想定している．

2．検査バッテリーの構成

本検査は単語の表出・理解に関わる機能を評価することを目的とした諸検査を含む（表1）．現在までに作成したのは語彙判断検査，名詞・動詞検査，類義語判断検査，意味カテゴリー別名詞検査である（残りの検査は今後，順次作成していく予定）．

バッテリー内の各検査を単語の情報処理という観点から整理すると，表1のようにまとめられる．

本検査は，患者の症状に応じてバッテリー内の一部を取り出して，単独であるいは組み合わせて用いることが可能である．対象者に必要な検査のみを取り出して実施するなど．効率的な使用を勧めたい．

表１　失語症語彙検査のバッテリー構成と評価する機能

検　査	主として評価する機能
1.　語彙判断検査 1-1　語彙判断検査Ⅰ 1-2　語彙判断検査Ⅱ 1-3　語彙判断検査Ⅲ 1-4　語彙判断検査Ⅳ	語の音韻（ないし文字）コードの活性化
2.　名詞・動詞検査 2-1　名詞表出検査 2-2　動詞表出検査 2-3　名詞理解検査 2-4　動詞理解検査	理解では語の音韻（ないし文字）コードから意味コードへのアクセスと意味コードの活性化，表出ではその逆方向の経路の機能 本検査では，名詞と動詞の障害を比較することができる
3.　類義語判断検査	語の意味コードへのアクセスとその活性化
4.　意味ｶﾃｺﾞﾘｰ別名詞検査 4-1　呼称検査 4-2　聴覚的理解検査	名詞の呼称および理解における意味カテゴリー特異性，語の意味コードの構造と機能

２．１　語彙判断検査

１）　検査の目的

単語の意味を理解するプロセスには，①音素列（ないし文字列）を知覚する，②脳内辞書（聴覚入力辞書または視覚入力辞書）にアクセスして単語の音韻（ないし文字）コードが活性化する，③意味コードが活性化するが含まれると考えられる．本検査は，提示した刺激が単語であるか否かを判断させることにより，主として，②の段階の機能を評価することを主な目的とする．

２）　検査の構成

語彙判断検査は，刺激の作成方法を変えることによって多種類のものを作ることができる．たとえば，モードとしては音声と文字があり，文字については漢字，平仮名，片仮名（各々に通常表記，非通常表記）が存在する．また，非単語についても実在語との類似性などを考慮すると多種類のものが考えられる．ほかに，統制すべき要因として語の使用頻度，心像性，刺激の長さなどが存在する．

これらの要因を考慮し，今回は下記の4種類の検査を作成した．

語彙判断検査Ⅰ〔文字（漢字）提示〕

検査語の属性としては使用頻度と心像性を統制した．使用頻度は国立国語研究所「現代雑誌九十種の用語用字」[13]を，心像性は小川ら「言語材料の諸属性の検討」[14]および厳島ら「漢字二字名詞600語の諸属性調査」[15]を資料として用いた．使用頻度は，0.075～1.983パーミルを高頻度語，0.016～0.018パーミルを低頻度語とした．心像性は，小川らおよび厳島らによる評定値が検査語全体の平均値+1SD（小川ら5.607，厳島ら5.80）以上を高心像語，-1SD（3.386，3.94）以下を低心像語とした．上記の範囲にある単語の中から，高頻度かつ高心像の語（以下，高頻度高心像語），高頻度低心像語，低頻度高心像語，低頻度低心像語を各20個，計80語を選択した．教育漢字で表記できる語を優先したが，常用漢字を含む語も少数取り上げた．

非単語80語は，上記80単語を構成する漢字を2字ランダムに組み合わせることによって作成した．それが非単語であることは「新明解国語辞典」[16]にて確認した．なお，本来ならば，この検査は音声提示でも使用できることが望ましいが，同音異義語を除くと，単語数が少なくなるため今回は作成しなかった.

語彙判断検査Ⅱ，Ⅲ，Ⅳ　〔音声提示，文字（平仮名）提示〕

非単語の種類によって反応が異なることを認めた研究[17]が存在する．そこで，本検査では非単語の作成方法を変えた３種類の検査を作成した.

検査語のうち単語（実在語）は，下記の条件を充たす３モーラの名詞とした．①小学校で学習するが，教育漢字では表記できないか，平仮名表記が不自然ではない（資料は阪本一郎「新教育基本語彙」[18]，「文部省学習指導要領」[19]，浮田ら「日常物品の表記形態に関する研究」[20]を用いた)．②促音，拗音，長音を含まない．③同音異義語がない．④老人性難聴を考慮して，語頭に/s, h/がない．⑤３つのモーラを順序変換すると非単語となる．たとえば，「かたな（刀)」のモーラを順序変換すると，「かなた（彼方)，たかな（高菜)，たなか（田中)，なかた（中田)，なたか」の５個ができるが，このうち４個は単語である．一方，「あくび（欠伸)」のモーラを順序変換してできる，「あびく，くあび，くびあ，びあく，びくあ」の５個はすべて非単語である．前者のタイプの単語を検査語として用いると，「かたな」を誤って，「かなた」と読んだとしても，語彙判断は正答となる．こうした可能性を排除するために，後者の単語のみを検査語として用いた.

検査語に用いた単語のほとんどは頻度および心像性に関する資料がなかった．ただ，条件①から考えて，小児期からよく知っている日常的な単語であるということができる．以上の条件を充たす単語の中から60語を選択して20語ずつの３群に分けた．各群に，以下に述べる作成方法が異なる20個の非単語を加え，検査Ⅱ，Ⅲ，Ⅳを作成した.

検査Ⅱの非単語は，単語に含まれる１個の子音を構音点および構音方法が異なる子音へ置き換えて作成した（例　あくび→あつび)．検査Ⅲの非単語は，単語の仮名（モーラ）の順序を変えて作成した（例　おまけ→まけお)．検査Ⅳの非単語は，単語との類似度はなく，仮名（モーラ）をランダムに配列して作成した（例　くまな)．すべての非単語は単語と同様に，促音，拗音，長音を含まず，語頭に/s, h/がなく，３個のモーラを順序変換したものがすべて非単語となるものを用いた.

語彙判断検査　検査語

語彙判断検査 I

	高頻度 高心像語	非単語	低頻度 高心像語	非単語	高頻度 低心像語	非単語	低頻度 低心像語	非単語
1	演奏	外士	売場	泳田	意味	識文	永続	想録
2	音楽	気子	絵具	爆控	協定	必信	外観	重和
3	温泉	音博	屋上	冷屋	関係	種収	基調	定外
4	海外	戦放	果樹	通室	経済	後定	逆転	転条
5	学生	場列	小鳥	具血	結果	前類	原価	望閉
6	金属	属写	車内	絵凍	元気	周義	公平	原眼
7	警察	察手	出血	水内	個人	味想	講和	自安
8	劇場	説婦	親戚	人樹	思想	意結	自重	口逆
9	子供	夫送	人体	所学	周囲	当態	収録	続基
10	幸福	部泉	水泳	果出	収益	限要	主眼	保判
11	写真	福供	船長	役火	主義	常益	条項	主草
12	手術	劇屋	通学	親売	種類	人関	職権	項待
13	小説	病温	田園	車園	常識	済囲	精製	永調
14	戦争	学真	爆笑	戚小	状態	状個	選定	選案
15	博士	車楽	葉巻	笑長	信用	協経	草案	職価
16	病気	金争	控室	体葉	制限	主元	待望	精平
17	夫婦	演幸	火花	場花	前後	用果	発想	発収
18	部屋	警小	役所	容上	当時	気思	判例	公観
19	放送	生海	容器	巻器	文化	制化	閉口	講製
20	列車	奏術	冷凍	鳥船	必要	時係	保安	権例

語彙判断検査 II

	単　語	非単語
1	あくび	あつび
2	あらし	あまし
3	いとこ	いとろ
4	うちわ	うちな
5	うどん	うごん
6	かがみ	たがみ
7	かぶと	わぶと
8	けむり	けむに
9	こぶし	よぶし
10	こより	こよち
11	たきぎ	たきり
12	とさか	もさか
13	なだれ	なだけ
14	のれん	のけん
15	みりん	みきん
16	むしろ	ゆしろ
17	やぐら	やぶら
18	ゆのみ	くのみ
19	よろい	よもい
20	わらじ	たらじ

語彙判断検査 III

	単　語	非単語
1	あられ	れらあ
2	いびき	きいび
3	いろり	ろいり
4	うがい	ういが
5	うわさ	わさう
6	えくぼ	ぼえく
7	おまけ	まけお
8	かおり	りかお
9	かかし	かしか
10	かきね	きかね
11	けじめ	けめじ
12	たもと	ともた
13	つぼみ	ぼみつ
14	とびら	びとら
15	まつげ	つまげ
16	みぞれ	みれぞ
17	みやげ	みげや
18	つくえ	えつく
19	めがね	ねがめ
20	もなか	かなも

語彙判断検査 IV

	単　語	非単語
1	あせも	とのぐ
2	えがお	ちりえ
3	おさげ	とでわ
4	おどり	ぼにん
5	おはぎ	くまな
6	おわり	ぬばた
7	かけら	くじゆ
8	くぼみ	てらご
9	こずえ	いねめ
10	たすき	あけむ
11	たばこ	うかき
12	つまみ	たちる
13	どびん	もやら
14	ねらい	おげる
15	におい	よあな
16	のんき	みこれ
17	まとめ	てびお
18	みさき	ねうろ
19	むかし	われみ
20	まだら	きぬが

2．2　名詞・動詞検査

1）　検査の目的

本検査は名詞および動詞の喚語と理解について次の機能を評価することを主な目的とする．①理解検査では音韻（ないし文字）コードから意味コードへのアクセスと意味コードの活性化，表出検査ではその逆方向の経路の機能を評価する．②名詞と動詞の障害を比較する．

2）　検査の構成

名詞表出検査，動詞表出検査，名詞理解検査，動詞理解検査からなる．表出は発話（呼称）と書字，理解は聴覚的理解と視覚的理解について行う．検査語は各検査とも40語である．検査語の属性に関しては，すべての検査において使用頻度を統制した．さらに，名詞表出検査では意味類，名詞理解検査では心像性，動詞表出検査および動詞理解検査では動詞の概念分類の要因を統制した．すべての検査において使用頻度は「現代雑誌九十種の用語用字」の語彙表[13]によって使用率が0.114パーミル以上を高頻度語，0.030パーミル以下を低頻度語とした．名詞の意味類は国立国語研究所「分類語彙表」[21]，心像性は杉村ら[22]，小川ら[14]，厳島ら[15]の研究，動詞の概念分類は岡田の「言語処理のための動詞概念の分類」[23]に拠った．

名詞表出検査では，「分類語彙表」の体の類（1）のうち，人間活動の主体（1.2），人間活動：精神および行為（1.3），生産物および用具（1.4），自然物および自然現象（1.5）の４分類項目に属する語の中から高頻度語と低頻度語を同数ずつ選び，各20個を検査語とした．名詞理解検査では，杉村ら[22]の通過率70%以上または小川ら[14]，厳島ら[15]の評定値６以上の語を高心像語とし，通過率50%以下または評定値５以下の語を低心像語とした．そして，高頻度高心像語，高頻度低心像語，低頻度高心像語，低頻度低心像語を各10個ずつ選択して検査語とした．検査語の使用頻度に関しては，名詞と動詞の間で差がないように構成し，有意差がないことをｔ検定にて確認した．なお，語彙表の語の種類は限られていたため，同表にない語も数個取り上げた．その際は，言語聴覚士５名が語の使用頻度評定を行った．

名詞理解検査は絵の1/4選択という手続きを用いるが，検査語以外の語は検査語との意味的近似度が段階的に低くなるようにした．意味的近似度は，分類語彙表の意味類によって統制し，意味類の分類番号が課題語と小数点以下３桁等しい語（意味的近似度が最も高い），同２桁等しい語，同１桁等しい語の中から選んだ．

動詞表出検査と動詞理解検査では，岡田[23]に準拠して，動詞を意味役割構造および核となる意味情報（動き，変化，状態など）によって概念分類し，同じ類に属する語群の中から高頻度語と低頻度語を各20個選び検査語とした．分類番号の１桁（１～11類）は意味役割構造，２，３桁は核となる意味情報を示す．動詞理解検査も動作絵の1/4選択という手続きを用いるが，検査語以外の語は検査語との意味的近似度が段階的に低くなるようにした．意味的近似度は岡田[23]の動詞の概念分類と分類語彙表の意味類の分類番号によって統制し，概念分類が同じで意味類が小数点以下４桁中３桁等しい語（意味的近似度が最も高い），同２桁等しい語，概念分類が異なり意味類が１桁等しい語の中から各１語を選んだ．

名詞・動詞検査

名詞表出検査　検査語

	意味類	高頻度	低頻度
1	1.2	先生	神主
2	1.2	病院	灯台
3	1.3	野球	プロレス
4	1.3	新聞	地図
5	1.3	手紙	楽譜
6	1.4	寿司	海苔
7	1.4	卵	シューマイ
8	1.4	スカート	水着
9	1.4	お金	パイプ
10	1.4	カメラ	算盤
11	1.4	電話	槍
12	1.4	糸	網
13	1.4	テレビ	屏風
14	1.4	窓	塀
15	1.4	車	ロケット
15	1.5	手	肘
15	1.5	馬	らくだ
15	1.5	バナナ	パイナップル
15	1.5	太陽	竜巻
15	1.5	海	湖

動詞表出検査　検査語

	概念分類	高頻度	低頻度
1	1.1.1	飛んでいる	折れている
2	1.1.1	歩いている	割れている
3	1.1.1	笑っている	吠えている
4	11.1.1	捨てている	注いでいる
5	11.1.1	入れている	持ち上げている
6	3.1.1	座っている	引っかかっている
7	5.1.1	洗っている	磨いている
8	5.1.1	飲んでいる	蹴っている
9	5.1.1	書いている	曲げている
10	5.1.1	縫っている	刈っている
11	5.1.1	編んでいる	吸っている
12	5.1.1	着ている	すくっている
13	5.1.1	押している	つぶしている
14	5.1.1	切っている	釣っている
15	5.1.1	打っている	追いかけている
16	5.1.1	踊っている	なでている
17	6.1.1	落ちている	飛び降りている
18	6.1.1	降りている	漏っている
19	8.1.1	掛けている	撒いている
20	8.1.1	貼っている	干している

名詞理解検査　検査語

高頻度・高心像語

検査語	検査語以外の語 1	2	3
1 西瓜	メロン	どんぐり	貝
2 梯子	階段	扉	太鼓
3 こたつ	ストーブ	本棚	弁当
4 ものさし	寒暖計	鏡	風車
5 やかん	鍋	包丁	眼鏡
6 頭	目	しっぽ	花
7 枕	座布団	手拭い	鞄
8 きりん	しまうま	蛇	へちま
9 老人	若者	一寸法師	ﾁﾝﾄﾞﾝ屋
10 とんぼ	ばった	金魚	石ころ

低頻度・高心像語

検査語	検査語以外の語 1	2	3
包帯	リボン	傘	虫かご
駅前	軒先	山中	秋
鰯	ひらめ	ｶﾝｶﾞﾙｰ	梅
電池	アンテナ	望遠鏡	おにぎり
幽霊	仏	赤ん坊	ボクサー
浴衣	ｾｰﾗｰ服	マスク	バケツ
梅雨	雪	火事	噴火口
狼	猿	毛虫	木
窓口	入り口	四つ角	海辺
戸棚	ベッド	屋根	リヤカー

高頻度・低心像語

検査語	検査語以外の語 1	2	3
1 自然	電流	ﾀﾞｲﾔﾓﾝﾄﾞ	男性
2 銀行	魚市場	寺院	ﾊﾟｲﾛｯﾄ
3 主人	客	ﾊﾞｯﾃﾘｰ	親子
4 中心	隅	底	多数
5 材料	紙屑	しめ飾り	帽子
6 物語	俳句	絵	編み物
7 企業	農業	交通	芝居
8 機械	ランプ	工具	クレヨン
9 作家	ｱﾅｳﾝｻｰ	見物人	保育所
10 全部	半分	一二三	しみ

低頻度・低心像語

検査語	検査語以外の語 1	2	3
題名	宛名	グラフ	刺繍
電波	液体	宝石	月
洞窟	谷	島	鳥
支柱	煙突	風呂	自転車
工芸	書道	合唱	キャンプ
礼儀	一芸	ばくち	デモ
筋肉	骨	くちばし	蝶
敷地	吊り橋	砂漠	雲
早春	真夏	大昔	等高線
気温	目方	スピード	動力

動詞理解検査　検査語

高頻度語

	概念分類	検査語	検査語以外の語 1	2	3
1	1.1.1	走っている	揺れる	崩れる	起きる
2	1.1.1	立っている	ころぶ	飛ぶ	抱く
3	1.1.1	泣いている	笑う	しゃがむ	吹く
4	11.1.1	載せている	落とす	詰める	敷く
5	11.1.1	運んでいる	届ける	汲む	比べる
6	3.1.1	当たる	巻き付く	沈む	負う
7	5.1.1	引いている	押す	壊す	向き合う
8	5.1.1	呼んでいる	歌う	のぞく	駆ける
9	5.1.1	回している	立てる	畳む	浴びる
10	5.1.1	開けている	つなぐ	巻く	吹きかける
11	5.1.1	渡っている	追う	絞める	いる
12	5.1.1	拾っている	踏む	履く	痛む
13	5.1.1	食べている	脱ぐ	弾く	教える
14	5.1.1	結んでいる	閉じる	折る	はずれる
15	5.1.1	張っている	播る	掘る	はずす
16	5.1.1	振っている	倒す	かつぐ	絞る
17	6.1.1	集まっている	行く	飛び出す	ある
18	6.1.1	登っている	飛び降りる	飛び立つ	うつぶす
19	8.1.1	えがいている	写す	配る	飾る
20	8.1.1	刺している	浮かべる	置く	包む

低頻度語

	概念分類	検査語	検査語以外の語 1	2	3
1	1.1.1	傾いている	倒れる	散る	揃える
2	1.1.1	弾んでいる	流れる	切れる	飛び込む
3	1.1.1	滑っている	這う	破れる	囲む
4	11.1.1	横切っている	集める	上げる	ひっくり返る
5	11.1.1	追い出している	入れる	積む	ふくらむ
6	3.1.1	触っている	付く	たかる	消える
7	5.1.1	なめている	飲む	掃く	鳴く
8	5.1.1	ひねっている	まくる	つく	跳ねる
9	5.1.1	散らかしている	しばる	飛び越える	ふるえる
10	5.1.1	つまんでいる	つかまえる	かじる	もらう
11	5.1.1	振り向いている	重ねる	なぐる	ぶつかる
12	5.1.1	はめている	挟む	飛ばす	曲がる
13	5.1.1	指さしている	もむ	かぶる	眠る
14	5.1.1	つぶっている	解かす	剃る	はぐ
15	5.1.1	掻いている	握る	拭く	別れる
16	5.1.1	めくっている	削る	はたく	棄てる
17	6.1.1	飛び上がっている	垂れる	出る	合わせる
18	6.1.1	近寄っている	遠ざかる	入る	着る
19	8.1.1	植えている	塗る	待つ	読む
20	8.1.1	戻している	つるす	放る	伸びる

2．3　類義語判断検査

1）　検査の目的

本検査は，単語の対を提示し，両者の意味が同じか異なるかを答えさせることによって，語の意味コードへのアクセスとその活性化を評価することを主な目的とする．

2）　検査の構成

検査語の属性は心像性と使用頻度を統制した．心像性については，高心像語20対と低心像語20対を作成した．使用頻度については，両群の平均値に差がないようにした．類義語対は，小川ら[14]，厳島ら[15]の漢字熟語のうち同音異義語がない熟語について「類語新辞典」[24]を参照して対応する類義語（同音異義語を除外）を選択して作成した．選択した熟語の多くは心像価が未知であるため，対の一方である，小川ら[14]，厳島ら[15]の熟語の評定値が高い順に10対(6.533～5.033)，低い順に10対(3.933～2.533)，計20対を選んだ．非類義語対は，小川ら，厳島らの漢字熟語で同音異義語がないものの中から，類義語対と同程度の評定値をもち，意味的関連がない語を組み合わせて，高心像非類義語対，低心像非類義語対をそれぞれ10対選択した．　なお，類義語対には漢字一字の語や仮名混じりの語が計３個含まれているので，北尾ら[25]を参照して，同様の３語を選択し，漢字２字熟語と入れ換えた．使用頻度は「現代雑誌九十種の用語用字」[13]による頻度で0.016～0.888パーミルに渡ったが（ただし，40語中６語についてはデータなし），高心像語対群と低心像語対群の間には，平均値に有意差がないことをｔ検定にて確認した．

類義語判断検査　検査語

	高心像 類義語対	高心像 非類義語対	低心像 類義語対	低心像 非類義語対
1	椅子/腰掛	薬　/切符	要素/成分	水素/事件
2	道楽/趣味	人形/　筆	社会/世間	教員/菩薩
3	調理/炊事	俳句/並木	本当/真実	自慢/望み
4	仲間/同類	試合/鉄道	方法/手段	能力/議題
5	息子/　倅	料理/診察	発展/進歩	調達/就任
6	土手/堤防	文通/輸出	憶測/推理	円滑/言葉
7	芝居/演劇	農業/社長	歩調/足並	免税/戦前
8	妻　/女房	免許/職場	内容/中身	世相/論理
9	運搬/輸送	建設/全国	生活/暮し	圧迫/無実
10	収入/所得	約束/睡眠	心配/不安	知識/結論

2．4　意味カテゴリー別名詞検査

1）　検査の目的

失語症患者において，意味カテゴリーに特異的な呼称障害または語の理解障害を認めたとの研究が存在する[11, 26〜29]．たとえば，Warringtonら[26]は，両側側頭葉損傷で，動物・植物など生物カテゴリーの呼称が，非生物カテゴリーに比べ選択的に障害された症例を報告している．このようにカテゴリー特異性は，特定のカテゴリーに属する語の呼称や理解が選択的に障害または保存される現象で，語の意味コードの崩壊あるいはそれへのアクセス障害を示していると考えられる．

本検査は，名詞の呼称および理解における意味カテゴリーによる特異性を検出し，語の意味コードの構造と機能を評価することを主な目的とする．

2）　検査の構成

呼称検査と聴覚的理解検査からなる．検査語の意味カテゴリーは，特異性を認めた諸研究を参照して，屋内部位，建造物，乗り物，道具，加工食品，野菜・果物，植物，動物，身体部位，色の10種類を選んだ．各カテゴリーにつき20語，計200語の名詞を検査語とした．カテゴリー間の成績の差を比較するには，カテゴリー間で語の難易度に差がないことが前提となる．すなわちカテゴリー間で語の均質性を保つことが必要である．一般に，このような均質性は語の使用頻度や親密度で統制されるが，本邦では，これらの基礎データが極端に不足している．そこで本委員会は，NTTコミュニケーション科学基礎研究所の協力を得て天野・近藤の「NTTデータベースシリーズ「日本語の語彙特性」第１巻（親密度）」[30]の親密度評定値（音声提示）によって課題語の選定を行った．10個のカテゴリーについて，親密度評定値（1.0〜7.0）が６以上の語を高親密度，６未満の語を低親密度として，各10語選択した．ただし，カテゴリーによっては低親密度語の数が不足したため，親密度評定値のない７語も採択した．これらの語については，言語聴覚士５名が親密度評定を行った．分散分析にて，語の親密度評定値に関してカテゴリー間で差がないことを確認した．

意味カテゴリー別名詞検査　検査語

カテゴリー	高親密度	低親密度
I：屋内部位	風呂 天井 階段 床 押入れ 玄関 ドア 壁 台所 便所	畳 二階 縁側 コンセント 柱 ふすま 廊下 床の間 手すり 障子
E：建造物	学校 信号 デパート 公園 工場 動物園 寺 駅 道路 家	五重塔 ガードレール 城 銭湯 吊り橋 ピラミッド 風車 歩道橋 線路 街灯
T：乗り物	バス 電車 ヨット トラック パトカー タクシー 飛行機 自転車 オートバイ 船	ロープウエイ かご 戦車 乳母車 トラクター 三輪車 そり 潜水艦 いかだ 馬車
D：道具	コップ 鍵 鍋 スプーン 鉛筆 アイロン 消しゴム 鋏 マッチ 傘	ちりとり じょうろ ドライバー ピンセット 電卓 はたき すりこぎ 靴べら しゃもじ 安全ピン
F：加工食品	ハム 天ぷら 豆腐 そば バター 刺身 飴 御飯 まんじゅう 酒	のり巻き ちまき 角砂糖 鏡餅 かき氷 ウイスキー ギョウザ ステーキ 鯛焼き おせち料理
V：野菜果物	ネギ みかん 人参 苺 芋 トマト ぶどう 大根 桃 りんご	ごぼう 柿 くるみ レモン 白菜 アスパラガス びわ 落花生 かぶ 蓮根
P：植物	桜 松 バラ 朝顔 ﾁｭｰﾘｯﾌﾟ ひまわり 梅 竹 たんぽぽ もみじ	あじさい すすき ｶｰﾈｰｼｮﾝ 藤 サボテン ひょうたん いちょう 菖蒲 柳 つくし
A：動物	兎 犬 蟻 蛇 鳩 鶏 牛 鯨 海老 猫	ヒトデ ワニ ふくろう ナマズ 豹 サイ 毛虫 ペリカン 山羊 竜の落とし子
B：身体部位	歯 顔 背中 足 腹 目 首 口 鼻 耳	土踏まず 中指 まぶた 喉仏 目尻 つむじ 頬 ふくらはぎ かかと へそ
C：色	緑 ピンク 黒 オレンジ 赤 白 紫 茶色 青 黄色	灰色 肌色 紺 金色 黄土色 黄緑 銀色 焦げ茶 水色 うす紫

第3章
実施法および採点法

1．　語彙判断検査

語彙判断検査Ⅰ

用　　具　文字カード（漢字二字語）

教　　示　「これからお見せすることばを，見たことがありますか．あったら『はい』，なかったら『いいえ』と答えてください」と言い，文字カードを提示する．固有名詞は非単語として扱うように教示する．

制限時間　なし

実施上の注意　教示は上記以外でも，各被検者にとって理解しやすいと思われる表現や，反応しやすいと思われる方法があれば，それを用いてよい．

採点方法　正答：1点，誤答：0点

本検査は音声提示には適していない．

語彙判断検査Ⅱ，Ⅲ，Ⅳ

用　　具　文字カード（平仮名三字語）〔文字提示で使用〕

教　　示　音声提示：「これからお聞かせすることばを，聞いたことがありますか．あったら『はい』，なかったら『いいえ』と答えてください」と言う．

文字提示：「これからお見せすることばを，見たことがありますか．あったら『はい』，なかったら『いいえ』と答えてください」と言い，文字カードを提示する．固有名詞は非単語として扱うように教示する．

制限時間　なし

実施上の注意
① 教示は上記以外でも，個々の被検者にとって理解しやすいと思われる表現や，反応しやすいと思われる方法があれば，それを用いてよい．
② 非単語の音声提示は，対応する単語（記録用紙の括弧内に書かれている単語）のアクセントを用いて読み上げる．
③ 音読しようとする被検者に対しては，「音読はしなくてもいいです」と言う．

採点方法　正答：1点，誤答：0点

2．名詞・動詞検査

名詞表出検査

用　具　図版

教　示　発話：図版を提示し，「これは何ですか」と言う．

書字：図版を提示し，「これは何ですか，書いてください」と言う．

制限時間　図版を提示してから10秒（書字の場合は30秒）

実施上の注意

① 被検者が図版の絵を見まちがえたり，検査者の意図とは異なるとらえ方をした場合は，適宜，教示を与える．
例）No. 37　お金→100円玉
「全体では何と言いますか」と言う．

② 検査語の上位語を答えた場合は「具体的に言ってください」などと教示する．
例）No. 30　パイナップル→果物
「具体的に言ってください，何という果物ですか」と言う．

③ 外国語（日本語として定着している外来語は除く）で答えた場合は，「日本語では何と言いますか」と言う．

④ 上記①～③の教示を与えた場合は，それに対する答えを評価の対象とする．

⑤ 語頭音などのヒントは与えない．

採点方法　正答：1点，誤答：0点

採点上の注意

① 発語失行および構音障害による音の誤りは評価の対象としない．

② 検査語の上位語を答えて「具体的にいってください」などと教示しても検査語が言えない場合は，誤答とする．

③ 外国語で答えて，「日本語では何と言いますか」教示しても日本語で言えない場合は，誤答とする．

④ 方言と考えられる表現は正答とする．

⑤ 採点例の表にない反応の正誤は，表に準じて検査者が適宜判断する．

採 点 例

＊健常者の反応に準拠した採点例を示す

No.	検査語	正答	誤答
1	手	左手，片手，手のひら	指，手袋
2	パイプ		キセル，煙草，葉巻
3	糸	縫い糸	毛糸
4	灯台		展望台
5	窓	出窓	ドア，扉，ガラス
6	地図		畑，図面
7	卵		目玉焼き
8	槍		剣
9	電話	プッシュホン，電話機	
10	竜巻		台風，煙
11	先生	教師	
13	カメラ	写真機	
16	プロレス	レスリング，プロレスリング	ボクシング
17	馬		しまうま
18	ロケット		飛行船，ジェット機
19	手紙	便り	便箋，封筒，はがき
20	網	投網	
22	湖		景色，海，池
23	テレビ		画面
24	楽譜	譜面	音符，音楽
25	新聞		本，雑誌
26	屏風		ふすま
27	車	乗用車，自動車	
30	パイナップル	パイン	
31	海		湖，池
32	塀	板塀	壁，垣根
33	太陽	お日様，御天道様	光
36	水着	海水着，水泳着	運動着
37	お金	金銭，貨幣	紙幣または硬貨のみ
38	ひじ		腕
40	神主	宮司	僧侶

動詞表出検査

用　具　図版

教　示　発話：図版を提示し，「これはどうしている（どうなっている）ところですか」と言う．
書字：図版を提示し，「これはどうしている（どうなっている）ところですか，書いてください」と言う．

＊名詞句（例：「子供が」）は与えない
＊記録用紙に「**G**」印が付記してある検査語については，身振りを与える

制限時間　図版を提示してから10秒（書字の場合は30秒）

実施上の注意　① 被検者が図版の絵を見まちがえたり，検査者の意図とは異なるとらえ方をした場合は，「**G**」の印がない検査語であっても，身振りを与えたり，口頭での教示を適宜与える．
・口頭による再教示例
例）No.25 押している→遊んでいる
絵の該当箇所を指さし，「こちらの子はどうしていますか」とたずねる．

② 図版の絵に矢印がついている検査語は，矢印をなぞってみせるなどして，動作の方向に注意させる．
例）No.9　掛けている→取っている
図版の矢印の向きに注意を促す．

③ 検査語の上位語を答えた場合は「どのように○○していますか」などとたずねる．
例）No.8　飛び降りている→降りている
「どのように降りていますか」とたずねる

④ 動作名詞で答えた場合は「○○をどうしていますか」とたずねる．
例）No.11　歩いている→散歩
「散歩をどうしていますか」とたずねる

⑤ 上記①～④の教示を与えた場合は，それに対する反応を評価の対象とする．

⑥ 名詞句，修飾句などのヒントは与えない．

採点方法　正答：1点，誤答：0点

採点上の注意 ① 発語失行，構音障害による音の誤りは評価の対象としない．

② 動詞のみを評価の対象とする．

③ 自動詞，他動詞の違いは正しく表現されていなければならない．

④ 動作名詞で答えた場合，「○○をどうしていますか」とたずね，「○○をしている」と答えることができた場合は正答とする．再び，動作名詞しか言えない場合は，誤答とする．
例）No.11　歩いている→散歩
「散歩をどうしていますか」とたずね，「散歩をしている」と答えることができれば，正答とする．
再び，「散歩」としか言えない場合は誤答とする．

⑤ 検査語の上位語で答えた場合，「どのように○○していますか」などと再教示しても，検査語が言えない場合は誤答とする．

⑥ 方言であると考えられる表現は正答とする．

⑦ 採点例の表にない反応の正誤は，表に準じて検査者が適宜判断をする．

採点例　　＊健常者の反応に準拠した採点例を示す

	検査語	正答	誤答
1	洗っている	洗顔をしている	洗顔
2	磨いている		きれいにする
3	飛んでいる	飛んでいく	
4	折れている	折れかけている	折っている
5	書いている		字の稽古
6	蹴っている	蹴飛ばしている	転がしている
9	掛けている	ひっかけている	置いている
10	曲げている	しならせている	曲がっている
11	歩いている	散歩する	
13	縫っている	縫物をする	
14	刈っている	稲刈りをする　草刈をする	植える
15	貼っている	貼りつける	
16	干している		洗濯している
17	編んでいる	編物をする	

18	吸っている	ふかしている，のんでいる	
19	座っている	腰掛けている	
20	引っかかっている	絡んでいる	ねじれている
21	着ている	着替える	
22	すくっている	金魚すくいをしている	取っている
23	笑っている		歌っている
24	吠えている	鳴いている	
26	つぶしている	握りつぶしている	握りしめる
28	注ぐ（つぐ）	そそぐ	
30	釣っている	魚釣りをしている	つかまえる
31	入れている	詰めている　しまっている	
32	持ち上げている		持っている　かついでいる
33	落ちている		落とす
34	撒いている	かけている	
35	打っている	叩いている　打ち付けている	
36	追いかけている	追っている	
37	踊っている	踊りをしている	
38	なでている	さすっている	
39	降りている	下車している	
40	漏れている	漏っている	落ちている

名詞理解検査

用　　具　図版，文字カード（視覚的理解で使用）

教　　示　聴覚的理解：図版を提示し，「○○はどれですか．指さしてください」と言う．
視覚的理解：図版を提示しておき，文字カードを提示し「○○はどれですか．指さしてください」と言う．

制限時間　図版，文字カードを提示してから10秒

実施上の注意　音声刺激の提示は1回とする．

採点方法　正答：1点，誤答：0点

動詞理解検査

用　　具　図版，文字カード（視覚的理解で使用）

教　　示　聴覚的理解：図版を提示し，「○○はどれですか．指さしてください」と言う．
視覚的理解：図版を提示しておき．文字カードを提示し「○○はどれですか．指さしてください」と言う．

制限時間　図版，文字カードを提示してから10秒

実施上の注意　音声刺激の提示は1回とする．

採点方法　正答：1点，誤答：0点

3．類義語判断検査

用　具　文字カード〔文字（漢字）提示で使用〕

教　示　音声提示：「これから2つのことばをお聞かせします．2つのことばが同じような意味であったら『同じ』，違う意味であったら『違う』と答えてください」と言う．

文字提示：「これから2つのことばをお見せします．2つのことばが同じような意味であったら『同じ』，違う意味であったら『違う』と答えてください」と言い，文字カードを提示する．

制限時間　なし

実施上の注意　教示は上記以外でも，個々の被検者にとって理解しやすいと思われる表現や，反応しやすいと思われる方法があれば，それを用いてよい．

採点方法　正答：1点，誤答：0点

4．意味カテゴリー別名詞検査

呼称検査

用　具　図版

教　示　図版を提示し，「これは何ですか」と言う．
色名については「これは何色ですか」と言う．

＊No.56 紺，No.76 黄土色，No.122 焦げ茶，No.179 うす紫は，図版に対比する色が添えてあるので，それを指さし「これとの違いがわかるように言って下さい」と言う．

制限時間　図版を提示してから 10 秒

実施上の注意
① 被検者が図版の絵を見まちがえたり，検査者の意図とは異なるとらえ方をした場合は，適宜，教示を与える．
例）No. 94　目尻→目
絵の該当箇所を指さし，「ここの部分は何ですか」とたずねる．

② 検査語の上位語を答えた場合は「具体的に言って下さい」という．
例）No. 177　まんじゅう→お菓子

③ 外国語（日本語として定着している外来語は除く）で答えた場合は「日本語ではどうですか」とたずねる．ただし，色名は外国語で答えてもよい．

④ 上記①～③の教示を与えた場合は，それに対する答えを評価の対象とする．

⑤ 語頭音などのヒントは与えない．

採点方法　正答：1点，誤答：0点

採点上の注意
① 発語失行，構音障害による音の誤りは評価の対象としない．

② 検査語の上位語を答えた場合．具体的に言ってください」などと再教示しても検査語が言えない場合は，誤答とする．

③ 検査語の下位語は正答とする．
例）No. 67　へび→にしきへび

④ 外国語で答えた場合，「日本語では何と言いますか」と再教示しても日本語で言えない場合は，誤答とする．
ただし，色名に関しては外国語で答えてもよい．

⑤ 検査語が表すものと形態的に類似しているが，一般的に両者の違いが人々に知られている語をいった場合は誤答とする．
例）No.142　ぺりかん→こうのとり

⑥ 検査語が表すものと形態的に類似しており，一般的に両者の違いが人々に知られていない語をいった場合は正答とする．
例）No.39　ふくろう→みみずく

⑦ 方言であると考えられる表現は正答とする．

⑧ 採点例の表にない反応の正誤は，表に準じて検査者が適宜判断をする．

採点例

＊健常者の反応に準拠した採点例を示す

No	カテゴリー	検査語	正答	誤答
2	C1	緑	グリーン	青
4	F1	のり巻き	巻き寿司，太巻き，鉄火巻き	寿司
5	E1	五重塔		塔
6	D1	コップ	グラス	
8	B1	土踏まず		足の裏，扁平足
9	I 1	風呂	浴槽，浴室	
13	T2	ロープウエイ	ケーブルカー	モノレール
14	E2	学校	小学校	
16	I 2	縁側	ぬれ縁	縁台
17	B2	歯	前歯	
18	V2	ネギ	長ネギ	
20	C2	灰色	グレー，ネズミ色	
23	C3	肌色	ベージュ，クリーム色，肉色	薄茶，ピンク，たいこう色，オレンジ，だいだい
26	B3	顔	顔面	
28	E3	ガードレール		手すり
30	F3	ちまき		草餅，柏餅，納豆
31	E4	信号	信号機	
32	P4	すすき		稲穂
33	D4	じょうろ		じょうご
34	I 4	コンセント	さしこみ，電源	プラグ，スイッチ

35	F4	天ぷら		フライ
37	T4	ヨット	帆掛け船	
38	C4	ピンク	桃色，桜色	だいだい
39	A4	ふくろう	みみずく	
42	F5	角砂糖		コーヒーシュガー
47	B5	まぶた		目頭，まつげ
48	V5	くるみ		栗
50	E5	デパート	百貨店	
51	P6	カーネーション		なでしこ
55	D6	ドライバー	ねじ回し	のみ
56	C6	紺	藍色，群青色，濃紺，ブルーブラック	濃い青，紫
59	V6	人参		大根
60	B6	背中	背	
61	F7	鏡餅	お供え，お供え餅，お鏡	お飾り
62	D7	スプーン	さじ	
66	I 7	ふすま	からかみ	
68	V7	レモン		ゆず，オレンジ
70	T7	乳母車	ベビーカー	手押し，ゆりかご
71	I 8	床		畳，土間，座敷，廊下
74	T8	トラック	ダンプカー	
76	C8	黄土色	らくだ色，カーキ色，国防色，薄茶色	茶色，黄色，山吹色， だいだい
77	E8	銭湯	風呂屋	
78	A8	ナマズ		鯉
79	F8	そば	ざるそば，もりそば	
80	B8	お腹	腹	
81	C9	オレンジ	だいだい，蜜柑色，朱色	えんじ，柿色，カーキ色
82	F9	バター	マーガリン	
85	D9	電卓	計算機，電子計算機	
86	B9	喉仏		喉笛，喉
89	T9	トラクター	耕耘機	刈り取り機
91	T10	パトカー	パトロールカー	警察の車
94	B10	目尻		目，目頭，まぶた，まつげ
95	V10	芋	さつまいも	
96	E10	吊り橋		渡り橋，架け橋
97	C10	赤		えび茶，だいだい，朱色
98	F10	かき氷	氷水	氷，アイスクリーム，氷菓
99	A10	豹	チータ，ジャガー	虎
100	P10	サボテン	シャボテン	
101	E11	ピラミッド		スフィンクス
102	A11	サイ		かば
105	D11	はたき		ほうき，たたき

109	C11	黄緑	若草色，薄緑，草色，浅緑，もえぎ色	緑，芝色
111	A12	鶏	おんどり	
112	B12	つむじ		はげ，うず，渦巻き
113	V12	アスパラガス	アスパラ	つくし
114	I 12	ドア	戸，扉	
116	D12	すりこぎ	あたり棒，すりこぎ棒	すり棒，ごますり棒
119	T12	タクシー	ハイヤー	パトカー
121	I 13	床の間		掛け軸
122	C13	焦げ茶	褐色，土色，チョコレート色	茶色，濃い茶，コーヒー色
124	F13	飴	キャンディー，飴玉	キャラメル
125	A13	毛虫		芋虫，むかで
127	E13	寺		神社
128	T13	そり		スキー，スノーボード，箱スキー
129	P13	ひょうたん		へちま
130	B13	首	首筋	のど
132	B14	頬	ほっぺた，ほっぺ	
134	E14	駅	改札，改札口	
136	A14	牛	乳牛	やぎ
137	V14	びわ		いちじく，アボガド
142	A15	ペリカン		こうのとり，ガチョウ
143	C15	紫		紺，群青
144	I 15	手すり		階段，取っ手
145	B15	口	唇	
147	E15	風車		水車，かざぐるま
149	T15	潜水艦		軍艦
150	F15	ステーキ	ビフテキ	カツ，トンカツ，焼き肉
153	V16	落花生	ピーナッツ，南京豆	ナッツ
156	E16	歩道橋	陸橋，横断歩道橋	横断歩道
158	C16	茶色		焦げ茶，チョコレート色，土色，褐色，コーヒー色
159	P16	菖蒲	あやめ	水仙
160	B16	ふくらはぎ		すね，下腿
163	E17	道路	道，車道	
164	D17	靴べら	靴すべり	
165	C17	水色	空色，薄水色	ブルー，あさぎ色
166	I 17	壁		塀
168	T17	いかだ		丸木船
169	A17	山羊		羊
172	I 18	台所	だいどこ，お勝手，キッチン	
173	T18	オートバイ	バイク	
176	D18	しゃもじ	へら	
177	F18	まんじゅう	大福，あんまん，肉まん	おはぎ，パン，あんパン

178	B18	かかと	きびす	
179	C18	うす紫	藤色，藤紫	紫
180	E18	家	二階家，住居，すまい	二階建て，一戸建て
181	F19	おせち料理	おせち，正月料理	重箱，弁当，寿司
182	C19	青	ブルー，コバルトブルー	水色，空色，紺
183	D19	傘	こうもり	
186	T19	馬車	荷馬車	
187	E19	線路	レール	鉄道
188	A19	竜の落とし子		竜，竜の子
190	I 19	便所	トイレ，水洗トイレ お手洗い，便器	洗面所
191	V20	蓮根	はす	
195	E20	街灯	街路灯	電灯，ライト
196	I 20	障子		引き戸，ふすま
198	T20	船	客船，汽船，連絡船	
199	D20	安全ピン		ピン，止めピン，ピンセット
200	P20	もみじ	かえで	やつで

聴覚的理解検査

用　　具	図版
教　　示	図版を提示し.「○○はどれですか，指さしてください」と言う.
制限時間	音声を提示してから10秒
実施上の注意	音声刺激の提示は1回とする.
採点方法	正答：1点，誤答：0点

第４章
健常者の成績

対象は日本語が母語の関東地域に在住の男女で，教育年数６年以上，脳損傷および精神・神経疾患の既往歴がなく，通常の社会生活を営んでいる者であった．年齢は31〜77歳で，30〜40歳代，50歳代，60歳代，70歳代の者が各10名以上含まれた．なお，被検者の大半は失語症患者の家族および医療機関に勤務する職員であった．各検査の被検者数，性別，年齢，教育年数については表２〜５を参照されたい．

１．　語彙判断検査

語彙判断検査Ⅰ：検査語数 160，文字(漢字)提示のみ

表 2a に年代別，性別の成績を、表 2b に検査語の語彙性「単語（実在語）・非単語」別および語彙属性「使用頻度，心像性」別の成績をそれぞれ示した．全被検者の平均得点は 156.02/160（SD=5.18）であった．年齢と性の効果を分散分析にて検討した結果，いずれも有意ではなかった．一方，語彙性の効果は有意であり $(p<0.05)$，単語の得点は非単語より高かった．さらに，単語について使用頻度および心像性の効果を検討した結果，いずれも主効果は有意であり，使用頻度と心像性の交互作用も有意であった $(P<0.05)$．すなわち，得点は高頻度語，高心像語でそれぞれ高く，また，低頻度語の中では高心像語が低心像語より高いが，高頻度語の中では差がなかった．

平均教育年数は 12.9 年（SD=2.95）であり，教育年数と得点との間に有意な相関はなかった(Pearson $r=-0.197$)．

語彙判断検査Ⅰにおける 160 語全体の成績と前半 80 語の成績の比較

本検査は 160 語の検査語を用いて作成されたが、前半、後半の各 80 語とも検査語の構成

は 160 語全体と同じ割合となっている。すなわち、単語、非単語各 50% (各 40 語)、単語の内訳は高頻度高心像語、高頻度低心像語、低頻度高心像語、低頻度低心像語、各 25% (各 10 語) である。前半 80 語を短縮版として使用することができるかどうかを検討するために、160 語全体の成績と前半 80 語の成績を比較した。160 語全体の平均正答率は 97.51%(SD=3.24)、前半 80 語は 97.38%(SD=3.48)であり、平均正答率の間に有意差はなく (t=0.789、p=0.4343)、また性、年代、語彙性、単語属性などの要因の分析結果も全く同じであった。

以上から，**失語症者等への適用は疲労などを考慮し、前半 80 語の使用も可能と**考えられる。表 2a'，2b' に前半 80 語の成績を示した.

語彙判断検査Ⅱ：検査語数 40，音声提示，文字(平仮名)提示

(非単語の特徴：検査単語の 1 子音の置き換え)

表 2c に音声提示における年代別，性別の成績を、表 2d に単語の語彙性「単語 (実在語)・非単語」別の成績をそれぞれ示した．全被検者の平均得点は 39.70/40 (SD=0.80) であった．分散分析の結果，年齢および性の効果は有意ではなかった．一方，語彙性効果は有意であり ($p<0.05$)，単語の得点が非単語よりわずかに高かった．平均教育年数は 13.1 年 (SD=2.88) であり，教育年数と得点との間に有意な相関はなかった (Pearson r =0.12).

表 2e に文字 (平仮名) 提示における年代別，性別の成績を表 2f に単語の語彙属性別の成績をそれぞれ示した．全被検者の平均得点は 39.68/40(SD=0.75) であった．分散分析の結果，年齢および性の効果は有意ではなかった．また，語彙性効果も認めなかった．平均教育年数は 12.7 年 (SD=2.60)であり，教育年数と得点との間に有意な相関はなかった (Pearson r =0.192).

語彙判断検査Ⅲ：検査語数 40，音声提示，文字(平仮名)提示

(非単語の特徴：検査単語の音韻転置)

表 2g に音声提示における年代別，性別の成績を表 2h に単語の語彙性「単語 (実在語)・非単語」別の成績をそれぞれ示した．全被検者の平均得点は 39.87/40 (SD=0.39) であった．分散分析の結果，年齢および性の効果は有意ではなかった．また，語彙性の効果も認

めなかった．平均教育年数は 13.1 年（SD=2.88）であり，教育年数と得点との間には有意な相関はなかった（Pearson r=0.165）．

表 2i に文字（平仮名提示）における年代別，性別の成績を表 2j に単語の語彙性「単語（実在語）・非単語」別の成績をそれぞれ示した．全被検者の平均得点は 39.57/40（SD=0.93）であった．分散分析の結果，年齢および性の効果は有意ではなかった．また，語彙性の効果も認めなかった．平均教育年数は，12.7 年（SD=2.63）であり，教育年数と得点との間には有意な相関はなかった（Pearson r=0.145）．

語彙判断検査Ⅳ：検査語数 40，音声提示，文字（平仮名）提示

（非単語の特徴：単語との類似性なし）

表 2k に音声提示における年代別，性別の成績を表 2l に単語の語彙性「単語（実在語）・非単語」別の成績をそれぞれ示した．全被検者の平均得点は 39.68/40（SD=0.61）であった．分散分析の結果，年齢および性の効果は有意ではなかった．一方，語彙性効果は有意であり（$p<0.05$），単語の得点が非単語よりわずかに高かった．平均教育年数は 13.08 年（SD=2.88）であり，教育年数と得点との間には有意な相関はなかった（Pearson r=0.169）．

表 2m に文字（平仮名）提示における年代別，性別の成績を表 2n に単語の語彙属性別の成績をそれぞれ示した．全被検者の平均得点は，39.62/40（SD=0.74）であった．分散分析の結果，年齢および性の効果は有意ではなかった．また，語彙性の効果も認めなかった．平均教育年数は 12.7 年（SD=2.60）であり，教育年数と得点との間に有意な相関はなかった（Pearson r=0.254）．

以上，健常者における語彙判断検査の成績はいずれも満点に近く，年齢および性による差は認めなかった．

表２　語彙判断検査における健常者の成績

2a. 語彙判断検査Ⅰ　文字（漢字）提示　160語　ー年代別，性別の成績　(n=48)

	男			女			全対象者		
年　代	人	平均得点	標準偏差	人	平均得点	標準偏差	人	平均得点	標準偏差
30～40歳代	6	152.83	9.54	5	155.80	4.44	11	154.18	7.47
50歳代	3	160.00	0.00	7	156.00	3.16	10	157.20	3.22
60歳代	5	154.40	3.05	10	156.10	6.97	15	155.53	5.88
70歳代	4	159.25	0.96	8	156.38	1.92	12	157.33	2.15
計	18	155.89	6.22	30	156.10	4.56	48	156.02	5.18

2a'. 語彙判断検査Ⅰ　文字（漢字）提示　前半80語　ー年代別，性別の成績　(n=48)

	男			女			全対象者		
年　代	人	平均得点	標準偏差	人	平均得点	標準偏差	人	平均得点	標準偏差
30～40歳代	6	76.50	4.72	5	78.40	1.34	11	77.36	3.59
50歳代	3	80.00	0.00	7	78.00	2.52	10	78.60	2.27
60歳代	5	76.40	2.88	10	77.80	3.26	15	77.33	3.11
70歳代	4	80.00	0.00	8	77.75	1.83	12	78.50	1.83
計	18	77.83	3.42	30	77.93	2.39	48	77.90	2.79

2b. 語彙判断検査Ⅰ　文字（漢字）提示　160語
ー単語・非単語別および語の使用頻度別，心像性別の成績　(n=48)

単語(80語)	単語の語彙属性				非単語(80語)	計(160語)
	高頻度・高心像 (20語)	高頻度・低心像 (20語)	低頻度・高心像 (20語)	低頻度・低心像 (20語)		
平均得点 (標準偏差)	平均得点 (標準偏差)	平均得点 (標準偏差)	平均得点 (標準偏差)	平均得点 (標準偏差)	平均得点 (標準偏差)	平均得点 (標準偏差)
78.71 (2.38)	20.00 (0.00)	19.92 (0.35)	19.96 (0.20)	18.83 (2.08)	77.31 (3.76)	156.02 (5.18)

2b'. 語彙判断検査Ⅰ　文字（漢字）提示　前半80語
ー単語・非単語別および語の使用頻度別，心像性別の成績　(n=48)

単語(40語)	単語の語彙属性				非単語(40語)	計(80語)
	高頻度・高心像 (10語)	高頻度・低心像 (10語)	低頻度・高心像 (10語)	低頻度・低心像 (10語)		
平均得点 (標準偏差)	平均得点 (標準偏差)	平均得点 (標準偏差)	平均得点 (標準偏差)	平均得点 (標準偏差)	平均得点 (標準偏差)	平均得点 (標準偏差)
39.42 (1.16)	10.00 (0.00)	9.94 (0.25)	9.98 (0.14)	9.50 (1.07)	38.48 (2.18)	77.90 (2.79)

2c. 語彙判断検査Ⅱ　音声提示 40語　－年代別，性別の成績　(n=53)

年　代	男 人	男 平均得点	男 標準偏差	女 人	女 平均得点	女 標準偏差	全対象者 人	全対象者 平均得点	全対象者 標準偏差
30～40歳代	7	39.14	1.21	5	39.20	1.79	12	39.17	1.40
50歳代	6	39.67	0.82	7	39.86	0.38	13	39.77	0.60
60歳代	7	39.71	0.49	9	39.89	0.33	16	39.81	0.40
70歳代	4	40.00	0.00	8	40.00	0.00	12	40.00	0.00
計	24	39.58	0.83	29	39.79	0.77	53	39.70	0.80

2d. 語彙判断検査Ⅱ　音声提示 40語　－単語・非単語別の成績　(n=53)

単語(20語) 平均得点	単語(20語) 標準偏差	非単語(20語) 平均得点	非単語(20語) 標準偏差	計(40語) 平均得点	計(40語) 標準偏差
19.96	0.19	19.74	0.76	39.70	0.80

2e. 語彙判断検査Ⅱ　文字（平仮名）提示　40語　－年代別，性別の成績　(n=47)

年　代	男 人	男 平均得点	男 標準偏差	女 人	女 平均得点	女 標準偏差	全対象者 人	全対象者 平均得点	全対象者 標準偏差
30～40歳代	4	39.25	1.50	6	39.67	0.82	10	39.50	1.08
50歳代	3	39.67	0.58	8	39.50	1.07	11	39.55	0.93
60歳代	6	39.50	0.84	10	39.80	0.42	16	39.70	0.60
70歳代	3	40.00	0.00	7	40.00	0.00	10	40.00	0.00
計	16	39.56	0.89	31	39.74	0.68	47	39.68	0.75

2f. 語彙判断検査Ⅱ　文字（平仮名）提示　40語　－単語・非単語別の成績　(n=47)

単語(20語) 平均得点	単語(20語) 標準偏差	非単語(20語) 平均得点	非単語(20語) 標準偏差	計(40語) 平均得点	計(40語) 標準偏差
19.87	0.49	19.81	0.58	39.68	0.75

2g. 語彙判断検査Ⅲ　音声提示　40語　－年代別，性別の成績　(n=53)

年　代	男 人	男 平均得点	男 標準偏差	女 人	女 平均得点	女 標準偏差	全対象者 人	全対象者 平均得点	全対象者 標準偏差
30～40歳代	7	39.86	0.38	5	39.80	0.45	12	39.83	0.39
50歳代	6	39.83	0.41	7	40.00	0.00	13	39.92	0.28
60歳代	7	39.57	0.79	9	40.00	0.00	16	39.81	0.54
70歳代	4	40.00	0.00	8	39.88	0.35	12	39.92	0.29
計	24	39.79	0.51	29	39.93	0.26	53	39.87	0.39

2h. 語彙判断検査Ⅲ　音声提示　―単語・非単語別の成績　(n=53)

単語(20語)		非単語(20語)		計(40語)	
平均得点	標準偏差	平均得点	標準偏差	平均得点	標準偏差
18.98	0.14	19.89	0.38	39.87	0.39

2i. 語彙判断検査Ⅲ　文字（平仮名）提示　40語　―年代別，性別の成績　(n=46)

	男			女			全対象者		
年　代	人	平均得点	標準偏差	人	平均得点	標準偏差	人	平均得点	標準偏差
30～40歳代	4	39.75	0.50	6	39.50	1.22	10	39.60	0.97
50歳代	3	40.00	0.00	7	39.57	1.13	10	39.70	0.95
60歳代	6	39.33	1.21	10	39.60	0.70	16	39.50	0.89
70歳代	3	40.00	0.00	7	39.29	1.25	10	39.50	1.08
計	16	39.69	0.79	30	39.50	1.01	46	39.57	0.93

2j. 語彙判断検査Ⅲ　文字（平仮名）提示　40語　―単語・非単語別の成績　(n=46)

単語(20語)		非単語(20語)		計(40語)	
平均得点	標準偏差	平均得点	標準偏差	平均得点	標準偏差
19.91	0.35	19.65	0.80	39.57	0.93

2k. 語彙判断検査Ⅳ　音声提示　40語　―年代別，性別の成績　(n=53)

	男			女			全対象者		
年　代	人	平均得点	標準偏差	人	平均得点	標準偏差	人	平均得点	標準偏差
30～40歳代	7	39.29	0.49	5	39.40	1.34	12	39.33	0.89
50歳代	6	39.50	0.55	7	40.00	0.00	13	39.77	0.44
60歳代	7	39.57	0.79	9	39.89	0.33	16	39.75	0.58
70歳代	4	40.00	0.00	8	39.75	0.46	12	39.83	0.39
計	24	39.54	0.59	29	39.79	0.62	53	39.68	0.61

2l. 語彙判断検査Ⅳ　音声提示　40語　―単語・非単語別の成績　(n=53)

単語(20語)		非単語(20語)		計(40語)	
平均得点	標準偏差	平均得点	標準偏差	平均得点	標準偏差
19.94	0.23	19.76	0.59	39.68	0.61

2m. 語彙判断検査Ⅳ　文字（平仮名）提示　40語　－年代別，性別の成績　(n=47)

	男			女			全対象者		
年　代	人	平均得点	標準偏差	人	平均得点	標準偏差	人	平均得点	標準偏差
30～40歳代	4	39.75	0.5	6	39.83	0.41	10	39.80	0.42
50歳代	3	39.67	0.58	8	39.50	1.07	11	39.55	0.93
60歳代	6	39.50	0.55	10	39.90	0.32	16	39.75	0.45
70歳代	3	39.67	0.58	7	39.14	1.21	10	39.30	1.06
計	16	39.63	0.50	31	39.61	0.84	47	39.62	0.74

2n. 語彙判断検査Ⅳ　文字（平仮名）提示　40語　－単語・非単語別の成績　(n=47)

単語(20語)		非単語(20語)		計(40語)	
平均得点	標準偏差	平均得点	標準偏差	平均得点	標準偏差
19.89	0.48	19.72	0.62	39.62	0.74

2．　名詞・動詞検査

今回は，名詞表出検査および動詞表出検査は発話のみ，名詞理解検査および動詞理解検査は聴覚的理解のみを実施した．表3a～dに，各検査の年代別および性別（健常者70人）の成績を示した．また，表3eに語の使用頻度別の成績を，表3fに語の心像性別の成績を示した．全被検者の平均得点は名詞表出検査 39.07/40(SD=1.08)，動詞表出検査 39.60/40(SD=0.62)，名詞理解検査 39.79/40(SD=0.54)，動詞理解検査 39.83(SD=0.51)であった．性と年齢の効果を分散分析にて検討した結果，各検査とも有意ではなかった．

語彙属性に関しては，分散分析にて使用頻度効果が名詞表出検査と名詞理解検査で有意であった（表出 $p<0.01$，理解 $p<0.05$）．さらに，心像性効果が名詞理解検査において有意であり（$p<0.05$），使用頻度と心像性の交互作用を認めた($P<0.05$)．名詞の意味類および動詞の概念分類の効果を1元配置分散分析にて検討した結果，名詞表出検査は有意でなかったが($P=0.85$)，動詞表出検査は$P=0.15$，動詞理解検査は $p=0.23$であり，ある程度の傾向が認められた．動詞の概念分類による差については，標本数を増やし今後の検討が必要である．

名詞と動詞の得点差をt検定にて比較した結果，理解検査と表出検査のいずれにおいても有意ではなかった．

平均教育年数は，名詞表出検査および名詞理解検査11.7年(SD=2.79)，動詞表出検査11.7年(SD=2.80)，動詞理解検査11.8年(SD=2.79)であり，いずれも得点との間に有意な相関を認めなかった（Pearson 名詞表出検査 $r=0.170$，名詞理解検査 $r=0.103$，動詞表出検査 $r=0.253$，動詞理解検査 $r=0.289$）．

以上，健常者においては各検査の成績は満点に近く，年齢および性による差を認めなかった．

健常者70人につき上記の結果を得たが，名詞表出検査と動詞表出検査には検査作成者の意図通りに認知され難い絵が各1個存在した．そこで，その語を変更し（おでん→海苔，汲む→注ぐ），各検査を健常者（名詞表出検査31人，動詞表出検査は27人）に実施した．表3gに，検査語を変更した後の名詞表出検査および動詞表出検査（健常者27～31人）の成績を示した．全被検者の平均得点は名詞表出検査39.55（SD=0.72），動詞表出検査 39.33（SD=0.62）であった．

検査語の変更前後で名詞表出検査の成績と動詞表出検査の成績との間の差は小さかったため，臨床では対象者数が多い変更前の成績を参考にすることができると考えられた．

表３　名詞・動詞検査における健常者の成績

3a. 名詞表出検査（発話）　40語　－年代別，性別の成績　(n=70)

年　代	男			女			全対象者		
	人	平均得点	標準偏差	人	平均得点	標準偏差	人	平均得点	標準偏差
30～40歳代	8	39.75	0.46	8	39.38	0.92	16	39.56	0.73
50歳代	6	39.33	0.82	12	39.00	1.35	18	39.11	1.18
60歳代	12	39.58	1.00	11	39.09	1.04	23	38.83	1.03
70歳代	4	39.50	0.58	9	38.56	1.42	13	38.85	1.28
計	30	39.17	0.91	40	39.00	1.20	70	39.07	1.08

3b. 動詞表出検査（発話）　40語　－年代別，性別の成績　(n=70)

年　代	男			女			全対象者		
	人	平均得点	標準偏差	人	平均得点	標準偏差	人	平均得点	標準偏差
30～40歳代	8	39.63	0.74	8	39.75	0.46	16	39.69	0.60
50歳代	6	39.33	0.82	12	39.58	0.67	18	39.50	0.71
60歳代	12	39.58	0.67	11	39.82	0.60	23	39.70	0.64
70歳代	4	39.25	0.50	9	39.56	0.53	13	39.50	0.52
計	30	39.50	0.68	40	39.68	0.57	70	39.60	0.62

3c. 名詞理解検査（聴覚的理解）　40語　－年代別，性別の成績　(n=70)

年　代	男			女			全対象者		
	人	平均得点	標準偏差	人	平均得点	標準偏差	人	平均得点	標準偏差
30～40歳代	8	39.50	0.76	8	39.88	0.35	16	39.69	0.60
50歳代	6	39.50	0.55	12	39.92	0.29	18	39.78	0.43
60歳代	12	39.67	0.89	11	39.91	0.30	23	39.78	0.67
70歳代	4	40.00	0.00	9	39.89	0.33	13	39.92	0.28
計	30	39.63	0.72	40	39.90	0.30	70	39.79	0.54

3d. 動詞理解検査（聴覚的理解）　40語　－年代別，性別の成績　(n=70)

年　代	男			女			全対象者		
	人	平均得点	標準偏差	人	平均得点	標準偏差	人	平均得点	標準偏差
30～40歳代	8	40.00	0.00	8	39.88	0.35	16	39.94	0.25
50歳代	6	40.00	0.00	12	39.58	0.90	18	39.72	0.75
60歳代	12	39.92	0.29	11	39.82	0.40	23	39.87	0.34
70歳代	4	40.00	0.00	9	39.67	0.71	13	39.77	0.60
計	30	39.97	0.18	40	39.73	0.64	70	39.83	0.51

3e. 名詞表出検査（発話），動詞表出検査（発話），名詞理解検査（聴覚的理解），動詞理解検査（聴覚的理解）　各40語　―語の使用頻度別の成績　(n=70)

	高頻度（20語）		低頻度（20語）		計（40語）	
	平均得点	標準偏差	平均得点	標準偏差	平均得点	標準偏差
名詞表出検査	19.93	0.31	19.14	1.01	39.07	1.08
動詞表出検査	19.71	0.49	19.89	0.32	39.60	0.62
名詞理解検査	19.94	0.29	19.83	0.42	39.79	0.54
動詞理解検査	19.91	0.33	19.91	0.28	39.83	0.51

3f. 名詞理解検査（聴覚的理解）　40語　―語の心像性別の成績　(n=70)

高心像（20語）		低心像（20語）		計（40語）	
平均得点	標準偏差	平均得点	標準偏差	平均得点	標準偏差
19.97	0.17	19.81	0.52	39.79	0.54

3g. 名詞表出検査および動詞表出検査　検査語変更後（発話）　40語　―年代別，性別の成績

	男			女			全対象者		
	人	平均得点	標準偏差	人	平均得点	標準偏差	人	平均得点	標準偏差
名詞表出検査	11	39.82	39.82	20	39.40	0.82	31	39.55	0.72
動詞表出検査	10	39.10	39.10	17	39.47	0.62	27	39.33	0.62

3．　類義語判断検査

表4aに音声提示における年代別，性別の成績を示した．また，表4bに語の属性（心像性）別の成績を示した．全被検者の平均得点は 39.31/40点（SD=1.05）であった．分散分析の結果，文字（漢字）提示とは異なり，年齢，性ともに有意な効果を認めなかった．なお，心像性効果は文字提示と同様に有意であった(p<0.05)．平均教育年数は12.9年(SD=2.89)であり，教育年数と得点との間に有意な相関はなかった（Pearson r =0.07)．

表4cに文字（漢字）提示における年代別，性別の成績を示した．また，表4dには心像性別の成績を示した．全被検者の平均得点は38.80/40(SD=1.64）であった．年齢と性の効果を分散分析にて検討した結果，年齢の効果が有意であった(p<0.05)．Post-Hocテスト(Student-Newman-Keuls)にて，30～40歳代と60歳代の間にのみ有意差を認めた（p<0.05)．また，心像性効果が有意であり，高心像語対は低心像語対より高得点であった(p<0.05)．平均教育年数は12.4年(SD=2.66)であり，教育年数と得点との間に有意な相関を認めた（Pearson r ＝0.29)．

以上，健常者における類義語判断の成績は良好であり，性による効果は認めなかった．年齢の効果は文字（漢字）提示においてのみ認められた．

表４　類義語判断検査における健常者の成績

4a．類義語判断検査　音声提示　40語　－年代別，性別の成績　(n=51)

	男			女			全対象者		
年　代	人	平均得点	標準偏差	人	平均得点	標準偏差	人	平均得点	標準偏差
30～40歳代	7	38.57	1.27	6	39.33	0.82	13	38.92	1.12
50歳代	4	38.75	1.50	8	39.38	1.06	12	39.17	1.19
60歳代	5	39.20	1.30	9	39.89	0.33	14	39.64	0.84
70歳代	4	40.00	0.00	8	39.25	1.16	12	39.50	1.00
計	20	39.05	1.23	31	39.48	0.89	51	39.31	1.05

4b．類義語判断検査　音声提示　－語の心像性別の成績　(n=51)

高心像語対(20対)		低心像語対(20対)		計(40対)	
平均得点	標準偏差	平均得点	標準偏差	平均得点	標準偏差
19.80	0.45	19.51	0.86	39.31	1.05

4c. 類義語判断検査　文字（漢字）提示　40語　－年代別，性別の成績　(n=46)

	男			女			全対象者		
年　代	人	平均得点	標準偏差	人	平均得点	標準偏差	人	平均得点	標準偏差
30～40歳代	4	36.75	2.06	6	38.50	1.38	10	37.80	1.81
50歳代	6	39.33	2.25	6	38.50	2.35	12	38.42	2.19
60歳代	5	39.40	0.89	9	39.67	0.71	14	39.57	0.76
70歳代	2	40.00	0.00	8	39.00	1.07	10	39.20	1.03
計	17	38.47	1.97	29	39.00	1.41	46	38.80	1.64

4d. 類義語判断検査　文字（漢字）提示　－語の心像性別の成績　(n=46)

高心像語対(20対)		低心像語対(20対)		計(40対)	
平均得点	標準偏差	平均得点	標準偏差	平均得点	標準偏差
19.70	0.63	19.11	1.16	38.80	1.64

4．　意味カテゴリー別名詞検査

呼称検査

表5aに，呼称検査の年代別および性別の成績を示した．全被検者の平均得点は193.35/200　(SD=5.43)であった．平均得点は加齢とともに低下したが，分散分析にて性と年齢による効果は認めなかった．平均教育年数は13.38年(SD=3.18)で，教育年数と得点との間の相関は有意であった（Pearson r=0.38　p<0.05）（表5b)．検査語の属性に関しては，親密度による差を認め，高親密度語が低親密度語に比べ有意に高得点であった（p<0.01）（表5b)．

意味カテゴリー別の成績を表5cに示した．カテゴリー別の平均得点を見ると，最も高得点は屋内部位，最も低得点は色であった．色は分散も大きかった．カテゴリー・性・年代の効果を分散分析にて検討した結果，カテゴリーの主効果（p<0.01)，性別・カテゴリーの交互作用（p<0.01）を認めた．カテゴリーごとに性による差をt検定にて検討した結果，有意差があったのは建造物，野菜・果物，植物であり，建造物は男性が良好（p<0.01)，野菜・果物と植物は女性が良好（ともにp<0.05）であった．年代とカテゴリーの間には有意な交互作用はなかったが，色は70歳代の成績が最も低く，他の各年代との間に有意な差を認めた（対30～40歳代 p<0.01，対50歳代 p<0.05，対60歳代 p<0.05)．カテゴリー別，親密度別の成績を表5dに示した．

本検査では，カテゴリー間の語の均質性を確保するために，あらかじめ親密度評定値を用いて検査語を統制した．それでもなお，健常者の呼称成績にカテゴリーによる差が生じた．これには，健常者の得点が天井に近かったことが関係している可能性が高いが，一方では脳損傷患者のカテゴリー特異性を得点差だけから一律的に論じることの危険性を示している．カテゴリー特異性は，年代や性などを考慮し，多方面から検討する必要があると考えられる．

表５　意味カテゴリー別名詞検査　呼称検査における健常者の成績

5a．意味カテゴリー別名詞検査（呼称検査）　200語　－年代別，性別の成績　(n=54)

	男			女			全対象者		
年　代	人	平均得点	標準偏差	人	平均得点	標準偏差	人	平均得点	標準偏差
30～40歳代	6	194.50	4.93	5	197.20	2.77	11	195.73	3.96
50歳代	7	191.43	6.13	7	195.43	3.26	14	193.43	4.97
60歳代	7	194.14	5.61	10	192.70	4.76	17	193.29	4.86
70歳代	5	191.80	6.06	7	191.71	7.87	12	191.17	6.59
計	25	193.00	5.51	29	193.66	5.42	54	193.35	5.43

5b．意味カテゴリー別名詞検査（呼称検査）　200語　－語の親密度別の成績　(n=54)

高親密度（100語）		低親密度（100語）		計（200語）	
平均得点	標準偏差	平均得点	標準偏差	平均得点	標準偏差
98.93	2.58	94.43	6.39	193.35	5.43

5c．意味カテゴリー別名詞検査（呼称検査）　各カテゴリー20語　－意味カテゴリー別，性別の成績

	男　n=25		女　n=29		全対象者　n=54	
カテゴリー	平均得点	標準偏差	平均得点	標準偏差	平均得点	標準偏差
屋内部位	19.76	0.66	19.89	0.41	19.83	0.54
建造物	19.64	0.57	18.93	1.03	19.26	0.91
乗り物	19.52	0.82	19.13	0.99	19.31	0.92
道具	19.40	0.82	19.69	0.47	19.56	0.66
加工食品	19.04	1.14	19.00	1.46	19.02	1.30
野菜果物	19.24	1.09	19.76	0.51	19.52	0.86
植物	18.92	1.58	19.76	0.51	19.37	1.20
動物	19.64	0.64	19.21	1.24	19.41	1.01
身体部位	19.40	1.12	19.34	0.86	19.37	0.97
色	18.44	1.80	18.93	1.19	18.70	1.50
計	193.00	5.51	193.66	5.42	193.35	5.43

5d．意味カテゴリー別名詞検査（呼称検査）－意味カテゴリー別，語の親密度別の成績　(n=54)

	高親密度（各10語）		低親密度（各10語）		計（各20語）	
カテゴリー	平均得点	標準偏差	平均得点	標準偏差	平均得点	標準偏差
屋内部位	9.96	0.12	9.87	0.20	19.83	0.54
建造物	9.96	0.08	9.30	0.60	19.26	0.91
乗り物	9.93	0.18	9.39	0.96	19.31	0.92
道具	10.00	0.00	9.56	0.61	19.56	0.66
加工食品	9.67	0.44	9.35	0.57	19.02	1.30
野菜果物	9.94	0.12	9.57	0.50	19.52	0.86
植物	9.87	0.12	9.50	0.45	19.37	1.20
動物	9.98	0.06	9.43	0.47	19.41	1.01
身体部位	9.98	0.06	9.39	0.75	19.37	0.97
色	9.63	0.52	9.07	0.90	18.70	1.50
計	98.93	2.58	94.43	6.39	193.35	5.43

聴覚的理解検査

表6aに，年代別および性別の成績を示した．全被検者の平均得点は199.40/200 (SD=0.95)であり，全員が196点以上を取得した．検査語の語彙属性に関しては，親密度による差は認めなかった（表6b）．

カテゴリー別の成績を表6cに示した．カテゴリー別の平均値を見ると，いずれのカテゴリーも平均点19.83/20以上を取得しており，成績は良好であった．

以上の結果から，健常者においては検査語の呼称ができないことがあっても，聴覚的理解ができないことはほとんどないといえる．

表６　意味カテゴリー別名詞検査の聴覚的理解検査における健常者の成績

6a. 意味カテゴリー別名詞検査（聴覚的理解検査）　200語　－年代別，性別の成績　(n=53)

	男			女			全対象者		
年　代	人	平均得点	標準偏差	人	平均得点	標準偏差	人	平均得点	標準偏差
30～40歳代	6	199.83	0.41	5	200.00	0.00	11	199.91	0.29
50歳代	5	199.60	0.89	6	200.00	0.00	11	199.82	0.57
60歳代	5	199.60	0.89	11	198.64	1.29	16	198.94	1.20
70歳代	6	199.50	0.55	9	199.00	1.00	15	199.20	0.83
計	22	199.64	0.66	31	199.23	1.09	53	199.40	0.95

6b. 意味カテゴリー別名詞検査（聴覚的理解検査）　200語　－語の親密度別の成績

(n=53)

高親密度（100語）		低親密度（100語）		計（200語）	
平均得点	標準偏差	平均得点	標準偏差	平均得点	標準偏差
99.79	0.75	99.60	1.05	199.40	0.95

6c. 意味カテゴリー別名詞検査（聴覚的理解検査）　各カテゴリー20語
－意味カテゴリー別，性別の成績

	男　n=22		女　n=31		全対象者　n=53	
カテゴリー	平均得点	標準偏差	平均得点	標準偏差	平均得点	標準偏差
屋内部位	19.91	0.29	19.77	0.50	19.83	0.43
建造物	19.96	0.21	19.74	0.44	19.83	0.38
乗り物	20.00	0.00	20.00	0.00	20.00	0.00
道具	20.00	0.00	20.00	0.00	20.00	0.00
加工食品	19.91	0.29	19.97	0.18	19.94	0.23
野菜果物	19.96	0.21	20.00	0.00	19.98	0.14
植物	20.00	0.00	19.97	0.18	19.98	0.14
動物	20.00	0.00	19.97	0.18	19.98	0.14
身体部位	20.00	0.00	19.97	0.18	19.98	0.14
色	19.91	0.29	19.84	0.37	19.87	0.34
計	199.64	0.66	199.23	1.09	199.40	0.95

6d. 意味カテゴリー別名詞検査（聴覚的理解検査）
－意味カテゴリー別，語の親密度別の成績　(n=53)

	高親密度（各10語）		低親密度（各10語）		計（各20語）	
カテゴリー	平均得点	標準偏差	平均得点	標準偏差	平均得点	標準偏差
屋内部位	9.94	0.13	9.89	0.13	19.83	0.43
建造物	9.94	0.13	9.89	0.16	19.83	0.38
乗り物	10.00	0.00	10.00	0.00	20.00	0.00
道具	10.00	0.00	10.00	0.00	20.00	0.00
加工食品	9.96	0.12	9.98	0.06	19.94	0.23
野菜果物	10.00	0.00	9.98	0.06	19.98	0.14
植物	9.98	0.06	10.00	0.00	19.98	0.14
動物	10.00	0.00	9.98	0.06	19.98	0.14
身体部位	9.98	0.06	10.00	0.00	19.98	0.14
色	9.98	0.06	9.89	0.20	19.87	0.34
計	99.79	0.75	99.60	1.05	199.40	0.95

第5章
失語症患者の成績

1．語彙判断検査

語彙判断検査Ⅰ：検査語数160，文字(漢字)提示のみ

対象は失語症患者58名（男性42名，女性16名）で，平均年齢54.0歳（21～89歳）(SD=14.10)，平均教育年数は13.4年（6～18年）(SD=2.72)，利き手は右利き55名，両手利き3名であった．失語型は流暢型34名（失名詞11・ウェルニッケ10・伝導3・超皮質性感覚3・非典型7)，非流暢型24名（ブローカ15・超皮質性運動1・非典型8）であった．重症度は軽度17名，中等度33名，重度8名であり，原因疾患は脳梗塞31名・脳出血19名・クモ膜下出血2名・頭部外傷4名・脳動脈瘤破裂1名・不明1名であった．発症からの平均経過月数は14.9ヶ月(1～140ヶ月　SD=24.46)，病変側は左大脳半球54名・右大脳半球1名・両大脳半球1名・不明2名であった．

表7aに年代別および性別の成績を示し，表7bに失語型別，重症度別および検査語の語彙性「単語（実在語)・非単語」別，単語の語彙属性「使用頻度，心像性」別の成績を示した．全被検者(n=58)の平均得点は140.40/160（SD=14.79）であった．分散分析の結果，性，年齢による効果は認められなかった．重症度の主効果が認められ，軽度失語患者(n=17)の得点152.71／160(SD=5.88)は中等度(n=33)，重度失語患者(n=8)の得点(それぞれ135.55，SD=14.63，134.25，SD=14.23）より有意に高かった(p<0.01)．失語型に関しては，流暢型(n=34)の平均得点は139.59/160(SD=16.60)，非流暢型（n=24）は141.54(SD=12.03)であり，有意差は認めなかった．

検査語の語彙性（単語・非単語）に関しては，主効果は認められなかったが，失語型との間に交互作用があり，非流暢型においてのみ語彙性による差を認めた(単語75.17/80，SD=4.96 非単語66.38/80，SD=10.22)(p<0.01)．使用頻度に関しては頻度の主効果および頻度×流暢性の交互作用が認められた．このように，全体として高頻度の得点(18.81/20，

SD=2.00)は低頻度の得点(16.82, SD=3.74)より高く(p<0.01), また非流暢型は流暢型より高頻度, 低頻度ともに有意に高得点だった(p<0.01).

心像性に関しては主効果が認められ, 高心像語の得点(18.67/20, SD=2.23)は低心像語の得点(16.96, SD=3.68)より有意に高かった(p<0.01). また心像性×頻度の交互作用が認められ, 高頻度語内では高心像語の得点(19.16, SD=1.45)と低心像語の得点(18.47, SD=2.39)の差は小さかったが(p<0.05で有意), 低頻度語内では高心像語の得点(18.19, SD=2.73)と低心像語の得点(15.45, SD=4.11)の差は大きかった(p<0.01で有意). 得点と教育年数の間の相関係数はr=0.14であり有意性はなかった.

160語全体の成績と前半80語の成績の比較

本検査の検査語は全体では160語であるが, 検査作成において検査語全体160語と前半80語, 後半80語の構成は等質とした. 健常者では160語全体と前半80語の成績間に差は認められず, 前半80語を短縮版として臨床では使用できると述べた. ただし, 失語症者の160語全体の平均正答率は87.75%(SD=9.25), 前半80語は88.71%(SD=8.95)であり, 前半80語の成績がわずかではあるが有意に高かった(t=2.497, p<0.05). 属性の分析結果はほぼ同じであった.

前半80語の年代別, 性別の成績を表7a'に, 前半80語の失語型別, 重症度別および単語の語性(単語・非単語)別, 単語の語彙属性(使用頻度, 心像性)別の成績を表7b'に示しておく.

表7　語彙判断検査Ⅰにおける失語症患者の成績

7a. 語彙判断検査Ⅰ　文字(漢字)提示　160語　－年代別, 性別の成績　(n=58)

	男			女			全対象者		
年　代	人	平均得点	標準偏差	人	平均得点	標準偏差	人	平均得点	標準偏差
50歳未満	15	138.20	17.29	5	134.40	7.64	20	137.25	15.34
50歳代	12	147.42	11.47	4	136.00	15.47	16	144.56	13.05
60歳代	10	145.50	16.90	4	137.25	12.50	14	143.14	15.77
70歳以上	5	139.80	15.61	3	127.33	8.51	8	135.13	14.20
計	42	142.76	15.51	16	134.19	10.82	58	140.40	14.79

7a'. 語彙判断検査Ⅰ　文字(漢字)提示　前半80語　ー年代別，性別の成績　(n=58)

	男			女			全対象者		
年　代	人	平均得点	標準偏差	人	平均得点	標準偏差	人	平均得点	標準偏差
50歳未満	15	70.13	8.16	5	68.20	2.68	20	69.65	7.16
50歳代	12	74.50	4.52	4	69.50	5.20	16	72.81	6.00
60歳代	10	73.00	9.18	4	66.00	4.36	14	72.00	8.20
70歳以上	5	70.40	8.91	3	67.75	7.72	8	68.75	7.48
計	42	72.10	7.62	16	68.00	4.82	58	70.97	7.16

7b. 語彙判断検査Ⅰ　文字（漢字）提示　160語
ー単語・非単語別および語の使用頻度別，心像性別の成績　(n=58)

			単語 (80語)	単語の語彙属性別				非単語 (80語)	計 (160語)
				高頻度 高心像 (20語)	高頻度 低心像 (20語)	低頻度 高心像 (20語)	低頻度 低心像 (20語)		
失語型	重症度	人	平均得点 (標準偏差)	平均得点 (標準偏差)	平均得点 (標準偏差)	平均得点 (標準偏差)	平均得点 (標準偏差)	平均得点 (標準偏差)	平均得点 (標準偏差)
流　暢	軽　度	11	76.64	19.82	19.82	19.64	17.36	75.27	151.91
			(3.64)	(0.41)	(0.41)	(0.67)	(3.30)	(5.08)	(6.24)
	中等度	19	65.53	18.37	17.05	16.84	13.26	68.68	134.21
			(11.24)	(1.95)	(3.19)	(3.47)	(4.71)	(12.28)	(16.59)
	重　度	4	60.25	17.75	16.25	15.50	10.75	71.00	131.25
			(10.40)	(1.71)	(1.71)	(4.66)	(2.75)	(12.68)	(20.44)
	計	34	68.50	18.77	17.85	17.59	14.29	71.09	139.59
			(10.87)	(1.72)	(2.80)	(3.30)	(4.62)	(10.67)	(16.60)
非流暢	軽　度	6	77.50	19.67	19.83	20.00	18.00	76.67	154.17
			(2.07)	(0.52)	(0.41)	(0.00)	(1.67)	(3.67)	(5.38)
	中等度	14	74.71	19.79	19.29	18.86	16.79	62.64	137.36
			(5.57)	(0.58)	(1.38)	(1.23)	(2.99)	(10.62)	(11.82)
	重　度	4	73.25	19.50	18.75	18.25	16.75	64.00	137.25
			(5.50)	(1.00)	(1.50)	(1.50)	(2.06)	(2.16)	(5.56)
	計	24	75.17	19.71	19.33	19.04	17.08	66.38	141.54
			(4.96)	(0.62)	(1.24)	(1.23)	(2.55)	(10.22)	(12.03)
全対象者	軽　度	17	76.94	19.77	19.82	19.77	17.59	75.77	152.71
			(3.13)	(0.44)	(0.39)	(0.56)	(2.79)	(4.56)	(5.88)
	中等度	33	69.42	18.97	18.00	17.70	14.76	66.12	135.55
			(10.24)	(1.67)	(2.78)	(2.90)	(4.34)	(11.82)	(14.63)
	重　度	8	66.75	18.63	17.50	16.88	13.75	9.21	134.25
			(10.38)	(1.60)	(2.00)	(3.53)	(3.92)	(3.26)	(14.23)
	計	58	71.26	19.16	18.47	18.19	15.45	69.14	140.40
			(9.45)	(1.45)	(2.39)	(2.73)	(4.11)	(10.65)	(14.79)

7b'．語彙判断検査Ⅰ　文字（漢字）提示　前半80語
ー単語・非単語別および語の使用頻度別，心像性別の成績　(n=58)

			単語	単語の語彙属性別				非単語	計
			(80語)	高頻度 高心像 (20語)	高頻度 低心像 (20語)	低頻度 高心像 (20語)	低頻度 低心像 (20語)	(80語)	(160語)
失語型	重症度	人	平均得点 (標準偏差)	平均得点 (標準偏差)	平均得点 (標準偏差)	平均得点 (標準偏差)	平均得点 (標準偏差)	平均得点 (標準偏差)	平均得点 (標準偏差)
流　暢	軽　度	11	38.46	10.00	9.91	9.91	8.64	37.36	75.82
			(2.02)	(0.00)	(0.30)	(0.30)	(1.91)	(3.53)	(4.02)
	中等度	19	33.00	8.95	8.58	8.58	6.90	34.84	67.84
			(5.86)	(1.22)	(2.14)	(1.64)	(2.23)	(5.76)	(7.95)
	重　度	4	30.50	8.75	7.75	8.25	5.75	35.00	65.50
			(4.73)	(1.26)	(1.89)	(1.71)	(1.26)	(7.35)	(11.79)
	計	34	34.47	9.26	8.91	8.97	7.32	35.68	70.15
			(5.52)	(1.11)	(1.85)	(1.49)	(2.23)	(5.31)	(8.27)
非流暢	軽　度	6	39.00	9.83	10.00	10.00	9.17	38.33	77.33
			(1.27)	(0.41)	(0.00)	(0.00)	(0.98)	(1.86)	(3.01)
	中等度	14	37.71	9.79	9.57	9.36	9.00	32.29	70.00
			(3.10)	(0.58)	(1.09)	(0.63)	(1.24)	(4.23)	(4.92)
	重度	4	37.50	9.50	9.00	9.50	9.50	34.25	71.75
			(1.92)	(1.00)	(1.16)	(0.58)	(0.58)	(1.50)	(2.87)
	計	24	38.00	9.75	9.58	9.54	9.12	34.13	72.13
			(2.57)	(0.61)	(0.97)	(0.59)	(1.08)	(4.23)	(5.15)
全対象者	軽　度	17	38.65	9.94	9.94	9.94	8.82	37.71	76.35
			(1.77)	(0.24)	(0.24)	(0.24)	(1.63)	(3.01)	(3.67)
	中等度	33	35.00	9.30	9.00	8.91	7.79	33.76	68.76
			(5.37)	(1.08)	(1.82)	(1.36)	(2.13)	(5.25)	(6.82)
	重　度	8	34.00	9.13	8.38	8.88	7.63	34.63	68.63
			(5.01)	(1.13)	(1.60)	(1.36)	(2.20)	(4.93)	(8.62)
	計	58	35.93	9.47	9.19	9.21	8.07	35.03	70.97
			(4.83)	(0.96)	(1.57)	(1.23)	(2.03)	(4.91)	(7.16)

語彙判断検査Ⅱ：検査語数 40，音声提示，文字(平仮名)提示
(非単語の特徴：検査単語の 1 子音置き換え)

対象は，失語患者 69 名（男性 48 名，女性 21 名）で，平均年齢 55.0 歳（24～89 歳）(SD=13.72)，平均教育年数は 13.3 年（6～18 年）(SD=2.76)，利き手は右利き 66 名，両手利き 3 名であった．失語型は流暢型 38 名（失名詞 14・ウェルニッケ 9・伝導 3・超皮質性感覚 3・非典型 9)，非流暢型 31 名（ブローカ 16・超皮質性運動 1・皮質下性 1・非典型 13）であった．重症度は軽度 17 名，中等度 40 名，重度 12 名，原因疾患は脳梗塞 35 名・脳出血 24 名・クモ膜下出血 1 名・頭部外傷 6 名・脳動脈瘤破裂 1 名・脳炎 1 名・不明 1 名であった．発症からの平均経過月数は 14.8 ヶ月(1～140 ヶ月）(SD=25.12)，病変側は左大脳半球 65 名・右大脳半球 1 名・両大脳半球 1 名・不明 2 名であった．69 名のうち，音声提示による検査には 64 名が，文字(平仮名)提示による検査には 56 名が対象となった．両提示とも実施したのは 51 名であった．

音声提示の結果

表 8a に年代別および性別の成績を，表 8b に失語型別，重症度別および検査語の語彙性「単語（実在語）・非単語」別の成績を示した．全被検者(n=64)の平均得点は 37.33/40(SD=2.28)であった．分散分析の結果，性，年代の効果は認めなかった．重症度の主効果を認め，軽度患者(n=13)の得点 38.31(SD=1.32)と重度患者(n=12)の得点 36.42(SD=2.50)の間に有意差があった(p<0.05)．失語型および語彙性による効果は認めなかった．得点と教育年数の間の相関係数は r=0.04 であり有意性はなかった．

文字(平仮名)提示の結果

表 8c に年代別および性別の成績を，表 8d に失語型別，重症度別および検査語の語彙性「単語（実在語）・非単語」別の成績を示した．全被検者(n=56)の平均得点は 35.09/40(SD=5.09)であった．分散分析の結果，性，年代の効果は認めなかった．重症度の効果は有意であり，軽度患者(n=17)の平均得点 38.41(SD=1.58)は，中等度(n=28)，重度患者(n=11)の得点(それぞれ 34.50，SD=5.77，31.46，SD=3.75)より高かった（いずれも p<0.01)．失語型および語彙性（単語・非単語）に関しては，主効果は認めなかったが，語彙性×失語型の交互作用があり，単語では非流暢型の得点が高く(流暢型 17.26，SD=3.96，非流暢型 17.88，SD=2.93)，非単語では逆に流暢型の得点が高かった(流暢型 18.13，SD=2.46，非流暢型 16.84，SD=3.15)．ただし，いずれも P<0.05 での有意差はなかった．得点と教育年数との間の相関係数は r=-0.19 であり有意性はなかった．

音声提示 vs 文字(平仮名)提示の結果

音声提示と文字(平仮名)提示の両方を実施した 51 名の患者について，重症度，失語型などの要因とともにモダリティー要因の効果を分散分析で検討したところ，モダリティー効果が認められ，音声提示の成績(平均得点 37.45/40，SD=2.27)は文字(平仮名)提示の成績(平均得点 34.78，SD=5.19)より有意に高かった($p<0.01$).

臨床的には，語彙判断検査Ⅱ～Ⅳの中では検査が実施しやすく（非単語の音声刺激が提示しやすい)，成績にも特に偏りがない検査Ⅱの使用が適当と考えられる.

表８　語彙判断検査Ⅱにおける失語症患者の成績

8a. 語彙判断検査Ⅱ　音声提示　40語　ー年代別，性別の成績　(n=64)

年　代	男			女			全対象者		
	人	平均得点	標準偏差	人	平均得点	標準偏差	人	平均得点	標準偏差
50歳未満	15	37.40	2.26	8	37.00	2.07	23	37.26	2.16
50歳代	11	38.09	2.12	3	37.00	1.73	14	37.86	2.03
60歳代	12	35.67	3.14	6	38.50	1.05	18	36.61	2.93
70歳以上	6	38.17	0.98	3	38.00	1.00	9	38.11	0.93
計	44	37.21	2.52	20	37.60	1.67	64	37.33	2.28

8b. 語彙判断検査Ⅱ　音声提示　40語　ー単語・非単語別の成績　(n=64)

失語型	重症度	人	単語(20語)		非単語(20語)		計(40語)	
			平均得点	標準偏差	平均得点	標準偏差	平均得点	標準偏差
流　暢	軽　度	8	19.25	0.89	18.63	1.30	37.88	1.46
	中等度	21	18.67	1.43	18.19	2.02	36.86	2.69
	重　度	5	17.20	2.78	18.00	1.87	35.20	3.19
	計	34	18.59	1.65	18.27	1.81	36.85	2.60
非流暢	軽　度	5	19.60	0.55	19.40	0.55	39.00	0.71
	中等度	18	19.06	1.31	18.72	1.60	37.78	1.93
	重　度	7	19.29	1.11	18.00	1.41	37.29	1.60
	計	30	19.20	1.16	18.67	1.47	37.87	1.76
全対象者	軽　度	13	19.39	0.77	18.92	1.12	38.31	1.32
	中等度	39	18.85	1.37	18.44	1.83	37.28	2.38
	重　度	12	18.42	2.15	18.00	1.54	36.42	2.50
	計	64	18.88	1.46	18.45	1.66	37.33	2.28

8c. 語彙判断検査Ⅱ　文字(平仮名)提示　40語　ー年代別，性別の成績　(n=56)

	男			女			全対象者		
年　代	人	平均得点	標準偏差	人	平均得点	標準偏差	人	平均得点	標準偏差
50歳未満	14	35.07	4.81	3	38.67	1.16	17	35.71	4.58
50歳代	12	33.58	6.82	4	31.75	8.62	16	33.13	7.04
60歳代	9	36.44	3.50	5	36.80	2.78	14	36.57	3.16
70歳以上	6	35.00	4.69	3	35.33	1.53	9	35.11	3.79
計	41	34.93	5.16	15	35.53	5.04	56	35.09	5.09

8d. 語彙判断検査Ⅱ　文字（平仮名）提示　40語　ー単語・非単語別の成績　(n=56)

			単語(20語)		非単語(20語)		計(40語)	
失語型	重症度	人	平均得点	標準偏差	平均得点	標準偏差	平均得点	標準偏差
流　暢	軽　度	12	19.58	0.67	18.83	1.12	38.42	1.44
	中等度	14	16.21	4.87	17.57	3.28	33.79	6.93
	重　度	5	14.60	3.21	18.00	2.12	32.60	2.97
	計	31	17.26	3.96	18.13	2.46	35.39	5.38
非流暢	軽　度	5	18.80	2.17	19.60	0.55	38.40	2.07
	中等度	14	17.86	3.44	17.36	1.87	35.21	4.48
	重　度	6	17.17	2.32	13.33	3.88	30.50	4.32
	計	25	17.88	2.93	16.84	3.15	34.72	4.78
全対象者	軽　度	17	19.35	1.27	19.06	1.03	38.41	1.58
	中等度	28	17.04	4.22	17.46	2.62	34.50	5.77
	重　度	11	16.00	2.93	15.46	3.91	31.46	3.75
	計	56	17.54	3.52	17.55	2.83	35.09	5.09

語彙判断検査Ⅲ：検査語数 40，音声提示，文字(平仮名)提示
(非単語の特徴：検査単語の音韻転置)

対象は，失語患者 70 名（男性 49 名，女性 21 名）で，平均年齢 54.8 歳（21～89 歳）(SD=13.69)，平均教育年数は 13.3 年（6～18 年）(SD=2.76)，利き手は右利き 67 名，両手利き 3 名であった．失語型は流暢型 39 名（失名詞 14・ウェルニッケ 10・伝導 3・超皮質性感覚 3・非典型 9)，非流暢型 31 名（ブローカ 16・超皮質性運動 1・皮質下性 1・非典型 13）であった．重症度は軽度 17 名，中等度 41 名，重度 12 名，原因疾患は脳梗塞 35 名・脳出血 25 名・クモ膜下出血 1 名・頭部外傷 6 名・脳動脈瘤破裂 1 名・脳炎 1 名・不明 1 名であった．発症からの平均経過月数は 14.7 ヶ月(1～140 ヶ月)（SD=24.96)，病変側は左大脳半球 66 名・右大脳半球 1 名・両大脳半球 1 名・不明 2 名であった．70 名のうち，音声提示による検査には 65 名が，文字(平仮名)提示による検査には 55 名が対象となった．両提示による検査を実施したのは 50 名であった．

音声提示の結果

表 9a に年代別および性別の成績を，表 9b に失語型別，重症度別および検査語の語彙性「単語（実在語）・非単語」別の成績を示した．全被検者(n=65)の平均得点は 38.63/40(SD=1.97)であった．分散分析の結果，性，年代，重症度，失語型，語彙性による効果はいずれも認めなかった．得点と教育年数との間の相関係数は r=0.008 であり有意性はなかった．

文字(平仮名)提示の結果

表 9c に年代別および性別の成績を，表 9d に失語型別，重症度別および検査語の語彙性「単語（実在語）・非単語」別の成績を示した．全被検者(n=55)の平均得点は 33.51/40(SD=5.47)であった．分散分析の結果，性の効果はなかったが，語彙判断検査の中でこの検査についてのみ，年代による主効果が認められ，60 歳代(37.14，SD=2.69)と 50 歳代(31.38,SD=6.88)および 70 歳以上(30.89,SD=4.76)との間に差を認めた(p<0.01)．年代に関しては他の要因とのあいだに交互作用は認めなかった．重症度の主効果を認め，軽度患者(n=17)の平均得点 37.24(SD=2.31)は，中等度(n=40)，重度患者(n=11)の得点(それぞれ 32.15，SD=6.11，31.09，SD=4.61)より高かった(p<0.01)．失語型による効果は認めなかった．検査語の語彙性による効果が認められ，単語（実在語）の成績（平均得点 17.66/20，SD=3.63）は非単語の成績（15.86，SD=3.66）より高かった(p<0.01)．しかし失語型との関係でみると，単語（実在語）では失語型間に差はなかったが（流暢型 17.37,

SD=4.34，非流暢型 18.0，SD=2.60)，非単語では流暢型の成績が有意に高かった（流暢型 16.93，SD=3.41，非流暢型 14.56，SD=3.58）（p<0.05）．得点と教育年数との間の相関係数は r=0.05 であり有意性はなかった．

音声提示 vs 文字(平仮名)提示の結果

音声提示と文字(平仮名)提示による検査の対象となった 50 名について，重症度，失語型などの要因とともにモダリティー要因の効果を分散分析で検討したところ，モダリティーの主効果を認め，音声提示の成績(平均得点は 38.60/40，SD=2.05)は文字(平仮名) 提示の成績(平均得点 33.40，SD=5.23)より有意に高かった(p<0.01)．

表９　語彙判断検査Ⅲにおける失語症患者の成績

9a．語彙判断検査Ⅲ　音声提示　40語　—年代別，性別の成績　(n=65)

	男			女			全対象者		
年　代	人	平均得点	標準偏差	人	平均得点	標準偏差	人	平均得点	標準偏差
50歳未満	16	38.44	1.63	8	39.63	0.52	24	38.83	1.47
50歳代	11	38.73	2.83	3	39.33	1.16	14	38.86	2.54
60歳代	12	37.83	2.33	6	37.83	2.14	18	37.83	2.20
70歳以上	6	39.67	0.52	3	38.67	2.31	9	39.33	1.32
計	45	38.51	2.11	20	38.90	1.62	65	38.63	1.97

9b．語彙判断検査Ⅲ　音声提示　40語　—単語・非単語別の成績　(n=65)

			単語(20語)		非単語(20語)		計(40語)	
失語型	重症度	人	平均得点	標準偏差	平均得点	標準偏差	平均得点	標準偏差
流　暢	軽　度	8	19.88	0.35	19.13	0.99	39.00	1.20
	中等度	22	19.41	1.14	19.18	1.87	38.59	2.22
	重　度	5	18.80	1.10	18.40	2.51	37.20	3.27
	計	35	19.43	1.04	19.06	1.78	38.49	2.22
非流暢	軽　度	4	19.50	1.00	20.00	0.00	39.50	1.00
	中等度	19	19.58	0.69	19.37	1.17	38.95	1.47
	重　度	7	18.86	1.86	19.14	0.90	38.00	2.24
	計	30	19.40	1.10	19.40	1.04	38.80	1.65
全対象者	軽　度	12	19.75	0.62	19.42	0.90	39.17	1.12
	中等度	41	19.49	0.96	19.27	1.57	38.76	1.89
	重　度	12	18.83	1.53	18.83	1.70	37.67	2.61
	計	65	19.42	1.06	19.22	1.48	38.63	1.97

9c. 語彙判断検査Ⅲ　文字(平仮名)提示　40語　－年代別，性別の成績　(n=55)

	男			女			全対象者		
年　代	人	平均得点	標準偏差	人	平均得点	標準偏差	人	平均得点	標準偏差
50歳未満	14	33.79	4.85	2	35.00	1.41	16	33.94	4.55
50歳代	12	32.25	6.02	4	28.75	9.57	16	31.38	6.88
60歳代	9	37.11	2.37	5	37.20	3.49	14	37.14	2.69
70歳以上	6	31.67	5.01	3	29.33	4.73	9	30.89	4.76
計	41	33.76	5.07	14	32.79	6.67	55	33.51	5.47

9d. 語彙判断検査Ⅲ　文字（平仮名）提示　40語　－単語・非単語別の成績　(n=55)

			単語(20語)		非単語(20語)		計(40語)	
失語型	重症度	人	平均得点	標準偏差	平均得点	標準偏差	平均得点	標準偏差
流　暢	軽　度	12	19.58	0.67	18.17	1.64	37.75	1.82
	中等度	13	15.77	5.50	16.15	4.67	31.92	6.61
	重　度	5	16.20	4.44	16.00	2.00	32.20	4.32
	計	30	17.37	4.34	16.93	3.41	34.30	5.49
非流暢	軽　度	5	18.80	1.64	17.20	2.17	36.00	3.09
	中等度	14	18.21	2.64	14.14	4.04	32.36	5.84
	重　度	6	16.83	3.13	13.33	2.50	30.17	5.04
	計	25	18.00	2.60	14.56	3.58	32.56	5.41
全対象者	軽　度	17	19.35	1.06	17.88	1.80	37.24	2.31
	中等度	27	17.04	4.35	15.11	4.39	32.15	6.11
	重　度	11	16.55	3.59	14.55	2.58	31.09	4.61
	計	55	17.66	3.63	15.86	3.66	33.51	5.47

語彙判断検査Ⅳ：検査語数 40，音声提示，文字(平仮名)提示
(非単語の特徴：単語との類似性なし)

対象は，失語患者 69 名（男性 48 名，女性 21 名）で，平均年齢 55.0 歳（21〜89 歳）(SD=13.72)，平均教育年数は 13.3 年（6〜18 年）(SD=2.76)，利き手は右利き 66 名，両手利き 3 名であった．失語型は流暢型 38 名（失名詞 14・ウェルニッケ 9・伝導 3・超皮質性感覚 3・非典型 9)，非流暢型 31 名（ブローカ 16・超皮質性運動 1・皮質下性 1・非典型 13）であった．重症度は軽度 17 名，中等度 40 名，重度 12 名，原因疾患は脳梗塞 35 名・脳出血 24 名・クモ膜下出血 1 名・頭部外傷 6 名・脳動脈瘤破裂 1 名・脳炎 1 名・不明 1 名であった．発症からの平均経過月数は 14.8 ヶ月(1〜140 ヶ月)（SD=25.12)，病変側は左大脳半球 65 名・右大脳半球 1 名・両大脳半球 1 名・不明２名であった．69 名のうち，音声提示による検査には 63 名が，文字(平仮名)提示による検査には 53 名が対象となった．両提示による検査の対象となったのは 47 名であった．

音声提示の結果

表 10a に年代別および性別の成績を，表 10b に失語型別，重症度別および検査語の語彙性「単語（実在語）・非単語」別の成績を示した．全被検者(n=63)の平均得点は 37.71/40(SD=2.57)であった．分散分析の結果，性，年代による効果は認めなかった．重症度の主効果を認め，軽度患者(n=12)および中等度患者(n=40)の平均得点(38.50, SD=1.57, 37.93, SD=2.57)は重度患者(n=11)の得点(36.09, SD=2.98)より有意に高かった($p<0.05$)．失語型，語彙性による効果はいずれも認めなかった．得点と教育年数との間の相関係数は $r=0.10$ であり有意性はなかった．

文字(平仮名)提示の結果

表 10c に年代別および性別の成績を，表 10d に失語型・重症度・検査語の語彙性別の成績を示した．全被検者(n=53)の平均得点は 35.83/ 40(SD=5.06)であった．分散分析の結果，性，年代による効果は認めなかった．重症度の主効果を認め，軽度患者(n=16）および中等度患者(n=26)の平均得点（38.69, SD=1.58, 35.81, SD=4.98）は，重度患者(n=11)の得点(31.73, SD=5.99)より有意に高かった($p<0.01$)．失語型による効果は認めなかった．語彙性の主効果が認められ，単語（実在語）の得点(17.47, SD=3.22)は非単語の得点(18.36, SD=2.44)より有意に低かった($p<0.05$)．なお語彙性×重症度の交互作用を認め，重度患者においてのみ単語と非単語の差が有意であった(単語 14.46, SD=3.93, 非単語 17.27, SD=2.69)($P<0.05$)．得点と教育年数との間の相関係数は $r=0.05$ であり有意性はなかった．

音声提示 vs 文字(平仮名)提示の結果

音声提示と文字(平仮名)提示による検査の対象となった 47 名について，重症度，失語型などの要因とともにモダリティー要因の効果を分散分析で検討したところ，モダリティの主効果を認め，音声提示の成績(平均得点は 37.68/40，SD=2.70)は文字(平仮名) 提示の成績(平均得点 35.57，SD=5.29)より有意に高かった(p<0.01).

表10　語彙判断検査Ⅳにおける失語症患者の成績

10a. 語彙判断検査Ⅳ　音声提示　40語　－年代別，性別の成績　(n=63)

	男			女			全対象者		
年　代	人	平均得点	標準偏差	人	平均得点	標準偏差	人	平均得点	標準偏差
50歳未満	15	37.20	3.75	8	38.63	1.51	23	37.70	3.18
50歳代	11	38.18	2.40	3	38.33	0.58	14	38.21	2.12
60歳代	11	37.27	2.53	6	36.33	2.88	17	36.94	2.61
70歳以上	6	38.33	0.52	3	38.67	0.58	9	38.44	0.53
計	43	37.63	2.80	20	37.90	2.05	63	37.71	2.57

10b. 語彙判断検査Ⅳ　音声提示　40語　－単語・非単語別の成績　(n=63)

			単語(20語)		非単語(20語)		計(40語)	
失語型	重症度	人	平均得点	標準偏差	平均得点	標準偏差	平均得点	標準偏差
流　暢	軽　度	8	18.63	1.30	19.63	0.74	38.25	1.39
	中等度	21	18.76	2.68	18.67	1.80	37.43	3.01
	重　度	4	16.75	3.86	19.25	1.50	36.00	3.56
	計	33	18.49	2.59	18.97	1.59	37.46	2.77
非流暢	軽　度	4	19.25	1.50	19.75	0.50	39.00	2.00
	中等度	19	19.32	0.82	19.16	1.46	38.47	1.90
	重　度	7	17.43	2.07	18.71	1.50	36.14	2.91
	計	30	18.87	1.48	19.13	1.38	38.00	2.35
全対象者	軽　度	12	18.83	1.34	19.67	0.65	38.50	1.57
	中等度	40	19.03	2.02	18.90	1.65	37.93	2.57
	重　度	11	17.18	2.68	18.91	1.45	36.09	2.98
	計	63	18.67	2.13	19.05	1.49	37.71	2.57

10c. 語彙判断検査Ⅳ　文字(平仮名)提示　40語　ー年代別，性別の成績 (n=53)

年　代	男 人	男 平均得点	男 標準偏差	女 人	女 平均得点	女 標準偏差	全対象者 人	全対象者 平均得点	全対象者 標準偏差
50歳未満	13	36.39	4.68	2	36.00	4.24	15	36.33	4.48
50歳代	12	34.25	6.89	3	37.67	2.52	15	34.93	6.34
60歳代	9	38.00	2.06	5	36.40	3.78	14	37.43	2.77
70歳以上	6	34.17	7.36	3	33.67	4.16	9	34.00	6.19
計	40	35.78	5.51	13	36.00	3.51	53	35.83	5.06

10d. 語彙判断検査Ⅳ　文字（平仮名）提示　40語　ー単語・非単語別の成績 (n=53)

失語型	重症度	人	単語(20語) 平均得点	単語(20語) 標準偏差	非単語(20語) 平均得点	非単語(20語) 標準偏差	計(40語) 平均得点	計(40語) 標準偏差
流　暢	軽　度	12	19.33	1.50	19.42	0.90	38.75	1.55
	中等度	11	17.27	3.00	17.82	3.45	35.09	5.87
	重　度	5	14.60	2.88	19.00	1.23	33.60	3.58
	計	28	17.68	2.92	18.71	2.37	36.39	4.50
非流暢	軽　度	4	18.50	1.92	20.00	0.00	38.50	1.92
	中等度	15	18.07	2.76	18.27	2.19	36.33	4.35
	重　度	6	14.33	4.93	15.83	2.79	30.17	7.41
	計	25	17.24	3.57	17.96	2.51	35.20	5.65
全対象者	軽　度	16	19.13	1.59	19.56	0.81	38.69	1.58
	中等度	26	17.73	2.84	18.08	2.76	35.81	4.98
	重　度	11	14.46	3.93	17.27	2.69	31.73	5.99
	計	53	17.47	3.22	18.36	2.44	35.83	5.06

2．名詞・動詞検査

対象は，失語症患者 113 名（男性 80 名・女性 33 名）で，平均年齢は 55.11（SD=13.39）歳，平均教育年数は 12.81（SD=2.81）年，利き手は右手利き 110 名，両手利き２名，不明１名であった．失語型は，流暢型 59 名（失名詞 14 名，ウェルニッケ 21 名，伝導５名，超皮質性感覚２名，皮質下５名，交叉性３名，非典型９名），非流暢型 54 名（ブローカ 27，超皮質性運動 3，超皮質性混合１名，皮質下１名，非典型 22 名）であった．重症度は軽度 29 名，中等度 62 名，重度 22 名であり，原因疾患は，脳梗塞 53 名，脳出血 43 名，クモ膜下出血８名，その他９名，不明１名であった．発症からの平均経過月数は 12.78（SD=25.38）ヶ月，病変側は左大脳半球 106 名，右大脳半球４名，両大脳半球２名，不明１名であった．なお，全員にすべての検査を実施していないため，各検査別の対象者の詳細については表 9～11 を参照されたい．

名詞表出検査・動詞表出検査における発話の成績

今回は，名詞表出検査および動詞表出検査のいずれについても発話のみを行った．

年代別および性別の名詞表出検査および動詞表出検査における発話の成績を表 11a，11b に示した．全対象者の平均得点は，名詞表出検査 23.47/40（SD=10.89），動詞表出検査 22.42/40（SD=10.37）であった．分散分析にて年代と性の効果を検討したところ，両検査とも有意な効果は認めなかった．

名詞表出検査と動詞表出検査の得点差を t 検定にて比較した結果，有意差は認めなかった．

失語型別，重症度別，語の使用頻度別の名詞表出検査および動詞表出検査の成績を表 11c，11d に示した．失語型，重症度，語の属性については，重症度の主効果を両検査で認めたが（$p<0.01$），失語型による成績の差は有意ではなかった．語彙属性に関しては，両検査において語の使用頻度の主効果（$p<0.01$），語の使用頻度と重症度の交互作用を認めた（$p<0.05$）．両検査ともに低頻度語の方が失語症の重症度をより反映すると考えられた．名詞表出検査の意味類の効果および動詞表出検査における動詞の概念分類による効果はいずれも有意ではなかった．しかし，動詞表出検査の概念分類による差は $p=0.19$ であり，対象者を増やしてさらに検討する必要があると考えられた．

平均教育年数は，名詞表出検査 12.81（SD=2.74）年，動詞表出検査 12.85（SD=2.75）年であり，教育年数と得点との間に有意な相関は両検査で認めなかった（Pearson　名詞表出

検査 r=-0.111，動詞表出検査 r=-0.045)．

失語症患者 113 名につき上記の結果を得たが，名詞表出検査と動詞表出検査には検査作成者の意図通りに認知され難い絵が各 1 個存在した．そこで，その語を変更し（おでん→海苔，汲む→注ぐ），各検査を失語症患者（名詞表出検査 50 人，動詞表出検査は 39 人）に実施した．検査語を変更した後の名詞表出検査および動詞表出検査の年代別および性別の成績を表 12a, 12b に示した．全対象者の平均得点は，名詞表出検査で 21.14/40(SD=11.13)，動詞表出検査で 20.85/40（SD=10.72）であり，分散分析の結果，年代と性の効果は両検査とも認めなかった．しかし，重症度の主効果を両検査で認めた (p<0.01)．失語型，重症度，語の使用頻度別の名詞表出検査および動詞表出検査の成績を表 12c，12d に示した．これらの変数については対象者数が少ないため，統計解析を実施しなかった．

両検査については，検査語を変更前の成績と変更後の成績との間の差は小さかったため，臨床においては対象者数の多い変更前の成績を参考にすることができると考えられた．

表11　名詞表出検査（発話）・動詞表出検査（発話）における失語症患者の成績

11a. 名詞表出検査（発話）　40語　ー年代別，性別の成績　(n=97)

	男			女			全対象者		
年　代	人	平均得点	標準偏差	人	平均得点	標準偏差	人	平均得点	標準偏差
40歳未満	8	25.38	8.45	2	27.00	4.24	10	25.70	7.62
40歳代	15	26.87	10.29	7	19.29	12.15	22	24.45	11.22
50歳代	20	23.25	12.93	9	23.56	11.41	29	23.34	12.27
60歳代	18	22.72	12.21	5	18.60	10.41	23	21.83	11.75
70歳以上	10	22.70	8.72	3	25.33	8.02	13	23.31	8.31
計	71	24.04	11.07	26	21.92	10.43	97	23.47	10.89

11b. 動詞表出検査（発話） 40語 －年代別，性別の成績 (n=95)

	男			女			全対象者		
年　代	人	平均得点	標準偏差	人	平均得点	標準偏差	人	平均得点	標準偏差
40歳未満	7	22.71	9.66	2	24.00	14.14	9	23.00	9.76
40歳代	15	27.13	6.99	5	10.60	6.73	20	23.00	9.97
50歳代	22	22.27	12.38	8	24.13	9.36	30	22.77	11.52
60歳代	16	20.88	10.90	7	24.14	13.46	23	21.87	11.53
70歳以上	10	21.40	8.02	3	21.00	6.00	13	21.31	7.36
計	70	22.91	10.20	25	21.04	10.91	95	22.42	10.37

11c. 名詞表出検査（発話） 40語 －失語型別，重症度別，語の使用頻度別の成績 (n=97)

			高頻度（20語）		低頻度（20語）		計（40語）	
失語型	重症度	人	平均得点	標準偏差	平均得点	標準偏差	平均得点	標準偏差
流　暢	軽　度	18	19.17	0.92	15.00	2.63	34.17	3.19
	中等度	30	13.20	4.61	7.20	5.44	20.40	9.34
	重　度	6	7.17	4.45	1.00	0.89	8.17	4.71
	計	54	14.52	5.31	9.11	6.31	23.63	11.12
非流暢	軽　度	9	18.22	2.05	16.67	1.94	34.89	3.62
	中等度	28	13.96	4.72	9.04	4.24	23.00	8.22
	重　度	6	5.67	4.13	1.50	1.05	7.17	4.79
	計	43	13.70	5.55	9.58	5.72	23.28	10.71
全対象者	軽　度	27	18.85	1.43	15.56	2.52	34.41	3.28
	中等度	58	13.57	4.64	8.09	4.94	21.66	8.84
	重　度	12	6.42	4.17	1.25	0.97	7.67	4.56
	計	97	14.15	5.41	9.32	6.03	23.47	10.89

11d. 動詞表出検査（発話） 40語 －失語型別，重症度別，語の使用頻度別の成績 (n=95)

			高頻度（20語）		低頻度（20語）		計（40語）	
失語型	重症度	人	平均得点	標準偏差	平均得点	標準偏差	平均得点	標準偏差
流　暢	軽　度	18	17.72	2.42	16.06	2.94	33.78	4.77
	中等度	28	11.96	3.67	8.64	3.47	20.61	6.66
	重　度	6	5.83	4.07	4.00	3.35	9.83	7.14
	計	52	13.25	5.01	10.67	5.30	23.92	9.99
非流暢	軽　度	10	16.20	3.39	15.70	3.30	31.90	6.38
	中等度	26	11.08	4.52	9.00	3.81	20.08	7.71
	重　度	7	4.00	3.27	2.43	3.05	6.43	6.11
	計	43	11.12	5.54	9.49	5.47	22.42	10.65
全対象者	軽　度	28	17.18	2.84	15.93	3.02	33.11	5.36
	中等度	54	11.54	4.08	8.81	3.60	20.35	7.12
	重　度	13	4.85	3.63	3.15	3.16	8.00	6.56
	計	95	12.28	5.34	10.14	5.38	22.42	10.37

表12　名詞表出検査（発話）・動詞表出検査（発話）
一検査語変更後の失語症患者の成績

12a. 名詞表出検査（発話）　40語　検査語変更後　一年代別，性別の成績　(n=50)

年代	男 人	男 平均得点	男 標準偏差	女 人	女 平均得点	女 標準偏差	全対象者 人	全対象者 平均得点	全対象者 標準偏差
40歳未満	3	22.67	3.06	0			3	22.67	3.06
40歳代	6	18.83	11.75	3	16.00	9.17	9	17.89	10.46
50歳代	12	20.92	14.02	5	18.00	11.02	17	20.06	12.94
60歳代	11	23.82	11.59	3	20.67	13.87	14	23.14	11.61
70歳以上	6	22.67	10.17	1	27.00	0.00	7	23.29	9.43
計	38	21.84	11.45	12	18.92	10.19	50	21.14	11.13

12b. 動詞表出検査（発話）　40語　検査語変更後　一年代別，性別の成績　(n=39)

年代	男 人	男 平均得点	男 標準偏差	女 人	女 平均得点	女 標準偏差	全対象者 人	全対象者 平均得点	全対象者 標準偏差
40歳未満	3	22.67	5.41	0			3	23.00	4.36
40歳代	6	25.67	6.06	2	7.50	6.36	8	21.25	10.28
50歳代	9	20.89	13.69	3	15.67	3.06	12	19.92	12.43
60歳代	8	22.13	10.89	2	20.00	24.04	10	22.00	12.80
70歳以上	6	19.00	8.41	0			6	19.17	8.42
計	32	21.91	9.91	7	14.57	11.54	39	20.85	10.72

12c. 名詞表出検査（発話）　40語

(n=50)

失語型	重症度	人	高頻度(20語) 平均得点	高頻度(20語) 標準偏差	低頻度（20語) 平均得点	低頻度（20語) 標準偏差	計（40語) 平均得点	計（40語) 標準偏差
流　暢	軽　度	2	19.13	1.13	16.00	2.67	35.13	3.52
	中等度	18	12.17	4.25	5.67	4.14	17.83	7.32
	重　度	2	4.50	3.54	1.00	1.41	5.50	4.95
	計	22	13.61	5.36	8.29	6.24	21.89	10.98
非流暢	軽　度	5	16.80	1.64	15.60	2.07	32.40	3.29
	中等度	12	12.58	5.74	7.92	4.83	20.50	9.66
	重　度	5	5.40	4.56	1.80	0.84	7.20	5.36
	計	22	11.91	6.15	8.27	6.00	20.18	11.50
全対象者	軽　度	13	18.23	1.74	15.85	2.38	34.08	3.57
	中等度	30	12.33	4.81	6.57	4.49	18.90	8.28
	重　度	7	5.14	4.02	1.57	0.98	6.71	4.89
	計	50	12.86	5.72	8.28	6.07	21.14	11.13

12d. 動詞表出検査（発話） 40語 ー失語型別，重症度別，語の使用頻度別の成績 (n=39)

			高頻度(20語)		低頻度 (20語)		計 (40語)	
失語型	重症度	人	平均得点	標準偏差	平均得点	標準偏差	平均得点	標準偏差
流　暢	軽　度	7	18.71	1.38	17.71	0.95	36.43	2.07
	中等度	12	11.17	4.00	8.92	3.37	20.08	6.87
	重　度	4	5.75	5.19	4.50	4.12	10.25	9.03
	計	23	12.52	5.81	10.83	5.71	23.35	11.28
非流暢	軽　度	3	14.67	0.58	16.00	2.65	30.67	3.21
	中等度	10	10.40	2.95	6.70	2.31	17.10	3.93
	重　度	3	3.33	2.31	1.00	0.00	4.33	2.31
	計	16	9.87	4.40	7.38	5.24	17.25	8.99
全対象者	軽　度	10	17.50	2.27	17.20	1.69	34.70	3.59
	中等度	22	10.82	3.50	7.91	3.08	18.73	5.80
	重　度	7	4.71	4.11	3.00	3.46	7.71	7.25
	計	39	11.44	5.37	9.41	5.72	20.85	10.72

名詞理解検査・動詞理解検査における聴覚的理解の成績

今回は，名詞理解検査および動詞理解検査については聴覚的理解のみを実施した．

名詞理解検査および動詞理解検査における聴覚的理解の年代別，性別の成績を表 13a, 13b に示した．全対象者の平均得点は，名詞理解検査で 35.27/40(SD=4.26)，動詞理解検査で 34.18/40(SD=5.59)であった．年代と性の効果を分散分析にて検討したところ，両検査とも有意ではなかった．名詞理解検査と動詞理解検査の得点差を t 検定にて比較した結果，有意差は認められなかった．

名詞理解検査の失語型別，重症度別，語の使用頻度別の成績を表 13c, に示し，名詞理解検査の失語型別，重症度別，語の心像性別の成績を表 13d に示し，動詞理解検査の失語型別，度別，語の使用頻度別の成績を表 13e に示した．分散分析の結果，重症度と失語型については，重症度の主効果を両検査で認めた（$p<0.01$）．失語型による成績の差は有意ではなかった．語の属性に関しては，語の心像性の主効果（$p<0.01$）および心像性と重症度の交互作用（$p<0.05$）を名詞理解検査で認めた．語の使用頻度の主効果は両検査ともに認めなかった．また動詞理解検査の動詞の概念分類の効果も認めなかった．

平均教育年数は，名詞理解検査 12.66（SD=2.90）年，動詞理解検査 12.79（SD=2.79）年であり，教育年数と得点間に有意な相関はいずれも認めなかった（Pearson 名詞理解検査 r=0.101，動詞理解検査 r=-0.031）．

表13 名詞理解検査（聴覚的理解）・動詞理解検査（聴覚的理解）における失語症患者の成績

13a．名詞理解検査(聴覚的理解) 40語 ―年代別，性別の成績 (n=99)

	男			女			全対象者		
年　代	人	平均得点	標準偏差	人	平均得点	標準偏差	人	平均得点	標準偏差
40歳未満	5	36.00	4.24	3	37.33	2.08	8	36.50	3.46
40歳代	15	36.47	3.18	6	34.50	4.46	21	35.90	3.59
50歳代	22	35.45	4.43	7	37.00	3.11	29	35.83	4.15
60歳代	18	33.44	4.57	7	35.86	3.89	25	34.12	4.45
70歳以上	11	34.73	4.54	5	34.40	7.13	16	34.63	5.23
計	71	35.08	4.26	28	35.75	4.29	99	35.27	4.26

13b. 動詞理解検査（聴覚的理解） 40語 ー年代別，性別の成績 (n=94)

	男			女			全対象者		
年代	人	平均得点	標準偏差	人	平均得点	標準偏差	人	平均得点	標準偏差
40歳未満	6	35.50	4.23	3	36.67	0.94	9	35.89	3.76
40歳代	16	35.13	4.51	6	30.33	5.79	22	33.82	5.47
50歳代	20	34.70	5.98	6	34.17	4.02	26	34.58	5.71
60歳代	16	33.13	5.46	6	36.83	2.79	22	34.14	5.28
70歳以上	10	34.40	4.18	5	30.40	9.85	15	33.07	7.14
計	68	34.46	5.25	26	33.46	6.45	94	34.18	5.59

13c. 名詞理解検査（聴覚的理解） 40語 ー失語型別，重症度別，語の使用頻度別の成績 (n=99)

			高頻度(20語)		低頻度（20語）		計（40語）	
失語型	重症度	人	平均得点	標準偏差	平均得点	標準偏差	平均得点	標準偏差
流暢	軽度	13	19.46	0.78	19.23	0.93	38.69	1.49
	中等度	29	17.52	2.10	16.97	2.43	34.48	4.14
	重度	8	15.50	2.07	15.75	2.49	31.25	3.31
	計	50	17.70	2.22	17.36	2.43	35.06	4.31
非流暢	軽度	8	19.63	0.74	19.50	0.93	39.13	1.54
	中等度	27	18.19	1.71	17.89	1.95	36.07	3.09
	重度	14	15.57	2.95	16.71	2.43	32.29	4.83
	計	49	17.67	2.47	17.82	2.15	35.49	4.24
全対象者	軽度	21	19.52	0.75	19.33	0.91	38.86	1.56
	中等度	56	17.84	1.93	17.41	2.24	35.25	3.79
	重度	22	15.55	2.61	16.36	2.44	31.91	4.47
	計	99	17.69	2.33	17.59	2.29	35.27	4.26

13d. 名詞理解検査（聴覚的理解） 40語 ー失語型別，重症度別，語の心像性別の成績 (n=99)

			高心像(20語)		低心像（20語）		計（40語）	
失語型	重症度	人	平均得点	標準偏差	平均得点	標準偏差	平均得点	標準偏差
流暢	軽度	13	19.69	0.48	19.00	1.47	38.69	1.49
	中等度	29	18.48	1.94	16.00	3.04	34.48	4.14
	重度	8	17.25	1.16	14.00	2.78	31.25	3.31
	計	50	18.60	1.74	16.46	3.12	35.06	4.31
非流暢	軽度	8	20.00	0.00	19.13	1.64	39.13	1.54
	中等度	27	18.96	1.65	17.11	2.15	36.07	3.09
	重度	14	17.29	2.52	15.00	3.09	32.29	4.83
	計	49	18.65	2.03	16.84	2.72	35.49	4.24
全対象者	軽度	21	19.81	0.40	19.05	1.50	38.86	1.56
	中等度	56	18.71	1.81	16.54	2.68	35.25	3.79
	重度	22	17.27	2.10	14.64	2.95	31.91	4.47
	計	99	18.63	1.88	16.65	2.92	35.27	4.26

13e. 動詞理解検査（聴覚的理解） 40語
－失語型別，重症度別，語の使用頻度の成績 (n=94)

			高頻度(20語)		低頻度 (20語)		計 (40語)	
失語型	重症度	人	平均得点	標準偏差	平均得点	標準偏差	平均得点	標準偏差
流　暢	軽　度	15	19.07	0.88	19.27	0.88	38.33	1.68
	中等度	28	16.64	2.53	16.61	2.31	33.25	4.46
	重　度	6	13.67	4.37	14.83	4.45	28.50	8.38
	計	49	17.02	2.93	17.20	2.75	34.22	5.41
非流暢	軽　度	7	19.29	0.95	19.71	0.76	39.00	1.53
	中等度	26	17.12	2.36	17.12	2.66	34.23	4.79
	重　度	12	15.67	3.73	15.42	4.19	31.08	7.59
	計	45	17.07	2.84	17.07	3.22	34.13	5.84
全対象者	軽　度	22	19.14	0.89	19.41	0.85	38.55	1.63
	中等度	54	16.87	2.43	16.85	2.48	33.72	4.61
	重　度	18	15.00	3.94	15.22	4.15	30.22	7.71
	計	94	17.04	2.87	17.14	2.96	34.18	5.59

3．類義語判断検査

対象は，失語症患者67名（男性49名，女性18名）で，平均年齢55.2歳（21～89歳）（SD=13.89），平均教育年数は13.2年（6～18年）（SD=2.81），利き手は右利き65名，両手利き2名であった．失語型は流暢型37名（失名詞13・ウェルニッケ1・伝導4・超皮質性感覚2・非典型7），非流暢型30名（ブローカ15・超皮質性運動1・混合型6・皮質下性1・非典型7）であった．重症度は軽度18名，中等度38名，重度11名，原因疾患は脳梗塞33名・脳出血23名・クモ膜下出血2名・頭部外傷6名・脳動脈瘤破裂1名・脳炎1名・不明1名であった．発症からの平均経過月数は15.11ヶ月（1～140ヶ月）（SD=25.62）であり，病変側は左大脳半球64名・右大脳半球1名・両大脳半球1名・不明1名であった．

69名のうち，音声提示による検査には57名が，文字（漢字）提示による検査には60名が対象となった．両提示による検査の対象となったのは50名であった．

音声提示の結果

表14aに年代別，性別の成績を，表14bに失語型別，重症度別および単語の語彙属性（心像性）別の成績を示した．全対象者（n=57）の平均得点は31.91/40（SD=4.41）であった．性，年代，失語型（流暢型，非流暢型），重症度および検査語の心像性の効果を分散分析にて検討した結果，性，年代，失語型の効果は認めなかった．一方重症度の主効果が認められ，軽度患者（n=15）の平均得点（35.60/40，SD=3.29）は，中等度（n=33）および重度患者（n=9）の得点（それぞれ31.03，SD=4.09，29.00，SD=3.50）より有意に高かった（いずれも$p<0.01$）．また検査語の心像性の主効果を認め，高心像語は低心像語より有意に高得点であった（それぞれ17.16/20，SD=2.37，14.75，SD=2.60）（$p<0.01$）．教育年数と得点との相関係数は0.20であり，有意性はなかった．

文字（漢字）提示の結果

表14cに年代別および性別の成績を，表14dに失語型別，重症度別および単語の語彙属性（心像性）別の成績を示した．全被検者（n=60）の平均得点は32.52/40（SD=5.01）であった．性，年代，失語型，重症度および検査語の心像性の効果を分散分析にて検討した結果，性，年齢，失語型の効果は認められなかった．一方重症度の主効果を認め，軽度患者（n=17）の得点（36.53/40，SD=2.92）は，中等度（n=34）および重度患者（n=9）の得点より高かった（それぞれ30.82，SD=4.52，31.33，SD=5.98，それぞれ$p<0.01$）．また検査語の心像性の主効果を認め，高心像語が低心像語より有意に高得点であった（それぞれ17.43/20，SD=2.13，15.08，SD=3.18，$p<0.01$）．教育年数と得点との相関係数は$r=0.20$であり，有意性はなか

った．

音声提示 vs 文字(漢字)提示の結果

音声提示と文字(漢字)提示による検査の対象となった 50 名について，重症度，失語タイプなどの要因とともにモダリティー要因の効果を分散分析で検討したところ，モダリティー効果は認めなかった．

表14　類義語判断検査における失語症患者の成績

14a．類義語判断検査　音声提示　40語　－年代別，性別の成績　(n=57)

	男			女			全対象者		
年　代	人	平均得点	標準偏差	人	平均得点	標準偏差	人	平均得点	標準偏差
50歳未満	16	32.81	4.36	4	29.75	5.32	20	32.20	4.58
50歳代	10	32.40	4.58	3	32.67	2.89	13	32.46	4.14
60歳代	12	31.33	5.28	4	33.75	2.50	16	31.94	4.78
70歳以上	5	31.60	4.39	3	28.00	2.65	8	30.25	4.06
計	43	32.16	4.56	14	31.14	3.98	57	31.91	4.41

14b．類義語判断検査　音声提示　40語　－語の心像性別の成績　(n=57)

			高心像語対 (20対)		低心像語対 (20対)		計(40対)	
失語型	重症度	人	平均得点	標準偏差	平均得点	標準偏差	平均得点	標準偏差
流　暢	軽　度	10	18.80	1.03	16.50	2.80	35.30	3.65
	中等度	18	16.72	2.05	14.33	2.35	31.06	3.84
	重　度	4	15.00	3.27	13.25	1.26	28.25	2.63
	計	32	17.16	2.29	14.88	2.61	32.03	4.30
非流暢	軽　度	5	19.60	0.89	16.60	2.41	36.20	2.68
	中等度	15	16.73	2.66	14.27	2.25	31.00	4.50
	重　度	5	16.00	1.58	13.60	3.36	29.60	4.28
	計	25	17.16	2.51	14.60	2.63	31.76	4.64
全対象者	軽　度	15	19.07	1.03	16.53	2.59	35.60	3.29
	中等度	33	16.73	2.31	14.30	2.27	31.03	4.09
	重　度	9	15.56	2.35	13.44	2.51	29.00	3.50
	計	57	17.16	2.37	14.75	2.60	31.91	4.41

14c. 類義語判断検査　文字(漢字)提示　40語　ー年代別，性別の成績　(n=60)

年　代	男 人	男 平均得点	男 標準偏差	女 人	女 平均得点	女 標準偏差	全対象者 人	全対象者 平均得点	全対象者 標準偏差
50歳未満	16	32.63	4.84	4	32.25	5.12	20	32.55	4.76
50歳代	10	33.70	6.00	4	32.00	5.94	14	33.21	5.81
60歳代	12	33.58	4.36	6	29.83	6.18	18	32.33	5.18
70歳以上	6	32.67	4.76	2	28.50	0.71	8	31.63	4.47
計	44	33.14	4.85	16	30.81	5.21	60	32.52	5.01

14d. 類義語判断検査　文字（平仮名）提示　40語　ー語の心像性別の成績　(n=60)

失語型	重症度	人	高心像語対（20対） 平均得点	高心像語対（20対） 標準偏差	低心像語対（20対） 平均得点	低心像語対（20対） 標準偏差	計(40対) 平均得点	計(40対) 標準偏差
流　暢	軽　度	11	19.09	1.51	17.73	2.15	36.82	3.43
	中等度	18	16.56	2.23	13.78	2.88	30.33	4.84
	重　度	4	18.00	2.83	16.00	3.92	34.00	6.68
	計	33	17.58	2.35	15.36	3.27	32.94	5.43
非流暢	軽　度	6	18.67	1.03	17.33	1.86	36.00	1.79
	中等度	16	17.06	1.77	14.31	2.94	31.38	4.21
	重　度	5	16.20	2.17	13.00	3.32	29.20	5.02
	計	27	17.26	1.85	14.74	3.10	32.00	4.49
全対象者	軽　度	17	18.94	1.35	17.59	2.00	36.53	2.92
	中等度	34	16.79	2.01	14.03	2.88	30.82	4.52
	重　度	9	17.00	2.50	14.33	3.71	31.33	5.98
	計	60	17.43	2.13	15.08	3.18	32.52	5.01

4. 意味カテゴリー別名詞検査

呼称検査

検査を行った対象は，失語症患者95名（男性66名・女性29名）であり，平均年齢は56.08歳（SD=13.57），平均教育年数は12.47年（SD=3.01），利き手は右利き93名・左利き2名であった．失語型は流暢型65名（失名詞34・ウェルニッケ14・伝導4・超皮質性感覚1・非典型12），非流暢型30名（ブローカ22・超皮質性運動3・非典型5）であった．重症度は軽度54名・中等度39名・重度2名であり，原因疾患は脳梗塞46名・脳出血36名・脳腫瘍4名・クモ膜下出血3名・頭部外傷3名・脳動脈瘤破裂3名であった．発症からの平均経過月数は12.53ヶ月（SD=25.42）であり，病変側は左大脳半球90名，右大脳半球4名，両側大脳半球1名であった．

表15aに，失語症患者95名の年代別および性別の成績を示した．全対象者の平均得点は143.05/200（SD=34.56）であった．分散分析にて性と年代の効果はいずれも認めなかった．

表15bに，失語型別および重症度別の成績を示した．流暢型65名の平均得点は144.96（SD=33.49），非流暢型30名の平均得点は138.90（SD=35.90）であった．重症度別に見ると，軽度163.56（SD=20.90），中等度118.56（SD=27.79），重度67.00（SD=22.00）であった．分散分析にて流暢性の効果は認められなかったが，重症度の効果が認められた（p<0.01）．また，軽度では，失語型による差を認めなかったが，中等度では非流暢型患者の成績が良い傾向があり（p<0.10），失語型と重症度の交互作用を認めた（p<0.05）．

検査語の語彙属性として親密度および意味カテゴリーについて検討した．親密度については平均得点が高親密度語83.31（SD=14.66），低親密度語60.13（SD=21.30）と，高親密度語の方が良好で，分散分析にて親密度の効果が認められた（p<0.01）（表15c）．表15dに意味カテゴリー別の成績を示した．カテゴリー別の成績を見ると，平均得点の高かったのは動物・野菜果物・身体部位であり，逆に低かったのは植物・加工食品・色であり，カテゴリーの効果が認められた（p<0.01）．表15eにカテゴリー別，親密度別の成績を示した．

結果から，各カテゴリーに属する語の親密度を統制しても，失語症患者の呼称難易度はカテゴリーによって異なることがわかった．そこで，患者95名の成績を基にカテゴリーごとの標準得点Zを算出し，プロフィールを作成した（図3）．これは，患者の成績が失語症患者95名の平均値からどの程度離れているかという観点から作成したもので，カテゴリーによる特異性を検討する上で参考にすることができると考えられる．

また，カテゴリーと性の交互作用を認めた（p<0.05）．カテゴリーごとに性による差をt検定にて検討した結果，乗り物・動物・建造物は男性が良好であった（乗り物・動物p<0.01,

建造物$p<0.05$）（図4）．他のカテゴリーは差が認められなかった．現在のところ女性のデータが29名と少ないが，今後，患者のカテゴリー別成績を評価する際に，性別も考慮にいれる必要があることが示唆された．

表15　意味カテゴリー別名詞検査（呼称検査）における失語症患者の成績

15a．意味カテゴリー別名詞検査（呼称検査）　200語　－年代別，性別の成績　(n=95)

	男			女			全対象者		
年　代	人	平均得点	標準偏差	人	平均得点	標準偏差	人	平均得点	標準偏差
50歳未満	24	151.46	29.50	7	118.43	46.22	31	144.00	35.94
50歳代	13	153.08	31.65	6	143.17	25.24	19	149.95	29.45
60歳代	19	145.58	37.26	11	152.36	29.96	30	148.07	34.39
70歳以上	10	122.60	35.07	5	121.80	33.39	15	122.33	33.31
計	66	145.71	33.95	29	137.00	35.77	95	143.05	34.56

15b．意味カテゴリー別名詞検査（呼称検査）　200語　－失語型別，重症度別の成績　(n=95)

失語型	流　暢			非流暢			全対象者		
重症度	人	平均得点	標準偏差	人	平均得点	標準偏差	人	平均得点	標準偏差
軽　度	42	162.88	21.92	12	165.92	18.55	54	163.56	20.90
中等度	23	112.26	26.22	16	127.63	29.16	39	118.56	27.79
重　度	0			2	67.00	22.00	2	67.00	22.00
計	65	144.96	33.49	30	138.90	35.90	95	143.05	34.56

15c．意味カテゴリー別名詞検査（呼称検査）　－語の親密度別の成績　(n=95)

高親密度（100語）		低親密度（100語）		計（200語）	
平均得点	標準偏差	平均得点	標準偏差	平均得点	標準偏差
83.31	14.66	60.13	21.30	143.44	34.45

15d. 意味カテゴリー別名詞検査（呼称検査） 200語 ー意味カテゴリー別，性別の成績

	男 n =66		女 n =29		全対象 n =95	
カテゴリー	平均得点	標準偏差	平均得点	標準偏差	平均得点	標準偏差
屋内部位	14.73	4.20	14.17	4.49	14.56	4.27
建造物	14.58	4.41	12.38	3.77	13.91	4.33
乗り物	15.76	3.65	12.21	4.39	14.67	4.20
道具	14.52	4.20	14.55	4.67	14.53	4.33
加工食品	13.70	4.03	12.55	4.73	13.35	4.27
野菜果物	15.21	3.83	15.66	3.39	15.35	3.69
植物	12.95	4.45	13.38	4.72	13.08	4.51
動物	16.08	3.40	13.76	3.90	15.37	3.70
身体部位	14.89	3.36	14.79	2.94	14.86	3.22
色	13.30	4.01	13.55	4.27	13.38	4.07
計	145.71	33.95	137.00	35.77	143.05	34.56

15e. 意味カテゴリー別名詞検査（呼称検査）
ー意味カテゴリー別，語の親密度別の成績 (n=95)

	高親密度（各10語）		低親密度（各10語）		計（各20語）	
カテゴリー	平均得点	標準偏差	平均得点	標準偏差	平均得点	標準偏差
屋内部位	7.93	2.00	6.67	2.60	2.60	4.28
建造物	8.10	2.16	5.85	2.66	2.66	4.33
乗り物	8.59	1.85	6.13	2.72	2.72	4.21
道具	8.70	1.86	5.85	2.82	2.82	4.34
加工食品	7.82	2.05	5.54	2.56	2.56	4.29
野菜果物	8.79	1.65	6.70	2.34	2.34	3.70
植物	7.61	2.10	5.50	2.70	2.70	4.53
動物	8.81	1.67	6.61	2.56	2.56	3.69
身体部位	9.03	1.39	5.86	2.30	2.30	3.22
色	7.95	1.92	5.41	2.55	2.55	4.09
計	83.31	14.66	60.13	21.30	21.30	34.45

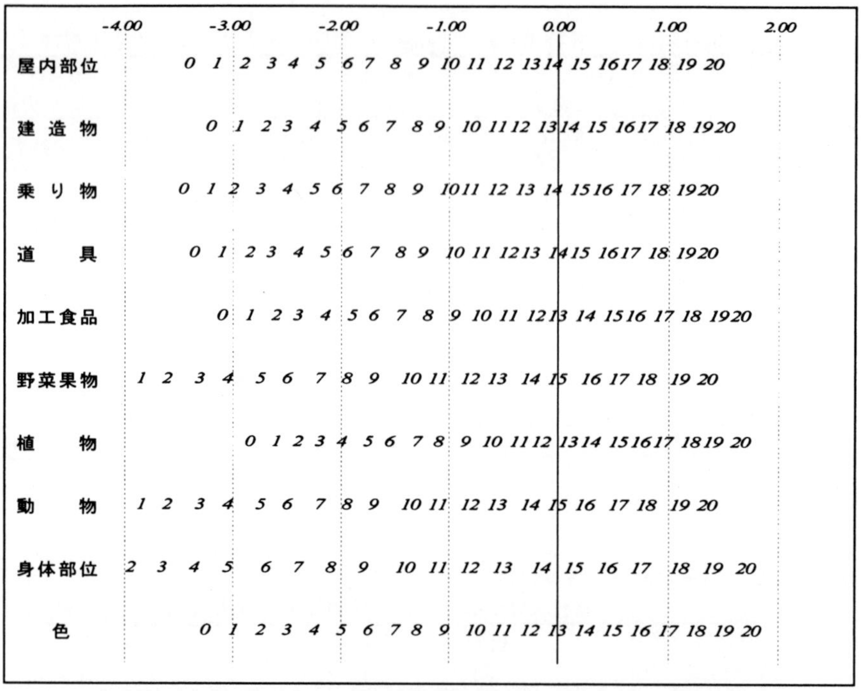

図3　意味カテゴリー別名詞検査（呼称検査）における失語症患者の
標準得点zプロフィール（失語症患者95名の成績を元に算定）

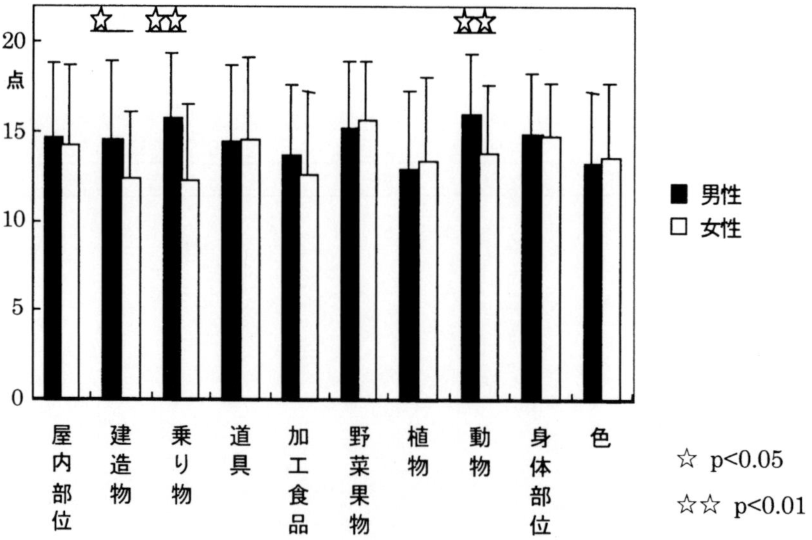

図4　意味カテゴリー別名詞検査(呼称検査)における失語症患者の
カテゴリー別，性別平均得点と標準偏差

聴覚的理解検査

検査を行った対象は，失語症患者68例（男性48名・女性20名）であり，平均年齢は55.31歳（SD=13.93），平均教育年数は12.78年（SD=2.63），利き手は右利き67名・左利き1名であった．失語型は，流暢型36名（ウェルニッケ14・失名詞11・超皮質性感覚3・伝導1・非典型7），非流暢型32名（ブローカ19・超皮質性運動2・非典型11）であった．重症度は軽度18名・中等度33名・重度17名であり，原因疾患は脳梗塞40名・脳出血20名・脳動脈瘤破裂4名・クモ膜下出血2名・頭部外傷2名であった．発症からの平均経過月数は13.43ヶ月（SD=24.81）であり，病変側は左大脳半球67名・右大脳半球1名であった．

表16aに，失語症患者68名の年代別および性別の成績を示した．全対象者の平均得点は164.06/200（SD=34.34)であった．分散分析にて性と年代の効果は認められなかった．

表16bに，失語症の流暢性別および重症度別の成績を示した．流暢型36名の平均得点は169.39（SD=28.39），非流暢型32名の平均得点は158.06（SD=38.35）で，分散分析にて流暢性の効果は認めなかった．重症度別には，軽度188.22（SD=11.24），中等度171.36（SD=20.89），重度124.29（SD=36.95）で，重症度の効果を認めた（$p<0.01$）．軽度では，非流暢型の方が良好であったが（$p<0.01$），中等度と重度では差が認められなかった．また，流暢性と重症度の交互作用は認めなかった．

検査語の属性に関しては，高親密度語の平均得点84.01（SD=16.29），低親密度語80.04（SD=18.32）で，分散分析にて親密度の効果は認めなかった（表16c）．意味カテゴリー別の成績を表16cに示した．平均得点の高かったのは動物・乗り物・加工食品，低かったのは屋内部位・身体部位・色で，カテゴリーの効果を認めた（$p<0.01$）．特に，屋内部位と身体部位は，空間的な位置を示す語であるという性質上，他のカテゴリーに比べ，図版が複雑で矢印を含む場合が多く，不注意による誤りを引き起こした可能性がある．表16eにカテゴリー別，親密度別の成績を示した．このようなカテゴリーによる難易度の差を考慮して失語症患者68名の成績を基に標準得点Zを算出してプロフィールを作成した（図5)．カテゴリーと性の交互作用は認めなかった（図6)．

表16 意味カテゴリー別名詞検査（聴覚的理解検査）における失語症患者の成績

16a. 意味カテゴリー別名詞検査（聴覚的理解検査） 200語
　　　　　　　　　　　　　　　　　　　　　―年代別，性別の成績　　　　　　　　　　　　(n=68)

年代	男			女			全対象者		
	人	平均得点	標準偏差	人	平均得点	標準偏差	人	平均得点	標準偏差
50歳未満	17	176.59	19.34	9	166.67	30.19	26	173.15	23.54
50歳代	7	174.43	30.42	3	149.67	65.43	10	167.00	41.37
60歳代	16	152.56	40.12	5	163.40	54.45	21	155.14	42.69
70歳以上	8	150.00	31.84	3	175.33	13.32	11	156.91	29.75
計	48	163.83	34.61	20	164.60	39.15	68	164.06	34.34

16b. 意味カテゴリー別名詞検査（聴覚的理解検査） 200語
　　　　　　　　　　　　　　　　　　　　　―失語型別，重症度別の成績　　　　　　　　　(n=68)

失語型 重症度	流暢			非流暢			全対象者		
	人	平均得点	標準偏差	人	平均得点	標準偏差	人	平均得点	標準偏差
軽度	13	185.15	12.27	5	196.20	2.59	18	188.22	11.24
中等度	19	171.47	19.66	14	171.21	23.91	33	171.36	20.89
重度	4	108.25	30.31	13	129.23	39.90	17	124.29	36.95
計	36	169.39	28.39	32	158.06	38.35	68	164.06	34.34

16c. 意味カテゴリー別名詞検査（聴覚的理解検査）　―語の親密度別の成績　　　　　　　　(n=68)

高親密度（100語）		低親密度（100語）		計（200語）	
平均得点	標準偏差	平均得点	標準偏差	平均得点	標準偏差
84.01	16.29	80.04	18.32	164.06	34.34

16d. 意味カテゴリー別名詞検査（聴覚的理解検査） 200語
　　　　　　　　　　　　　　　　　　　　　―意味カテゴリー別，性別の成績

カテゴリー	男 n=48		女 n=20		全対象 n=68	
	平均得点	標準偏差	平均得点	標準偏差	平均得点	標準偏差
屋内部位	14.44	4.04	13.80	4.61	14.25	4.19
建造物	16.40	3.88	16.60	3.65	16.46	3.79
乗り物	17.81	2.82	17.45	3.02	17.71	2.86
道具	17.25	3.57	17.50	4.19	17.32	3.73
加工食品	17.35	3.28	17.80	3.22	17.49	3.24
野菜果物	16.77	3.63	17.30	4.08	16.93	3.74
植物	15.60	4.53	16.95	4.08	16.00	4.42
動物	17.94	3.04	17.75	4.04	17.88	3.33
身体部位	15.06	4.37	14.85	5.85	15.00	4.81
色	15.21	3.79	14.60	5.90	15.03	4.48
計	163.83	34.61	164.60	39.15	164.06	34.34

16e. 意味カテゴリー別名詞検査（聴覚的理解検査）
－意味カテゴリー別，語の親密度別の成績　(n=68)

	高親密度（各10語）		低親密度（各10語）		計（各20語）	
カテゴリー	平均得点	標準偏差	平均得点	標準偏差	平均得点	標準偏差
屋内部位	7.40	2.28	6.85	2.23	14.25	4.19
建造物	8.54	1.74	7.91	2.28	16.46	3.79
乗り物	9.16	1.31	8.54	1.84	17.71	2.86
道具	8.59	2.15	8.74	1.76	17.32	3.73
加工食品	8.74	1.77	8.75	1.79	17.49	3.24
野菜果物	8.62	1.78	8.31	2.25	16.93	3.74
植物	8.00	2.39	8.00	2.28	16.00	4.42
動物	9.06	1.56	8.82	1.96	17.88	3.33
身体部位	7.60	2.60	7.40	2.54	15.00	4.81
色	8.31	2.18	6.72	2.69	15.03	4.48
計	84.01	16.29	80.04	18.32	164.06	34.34

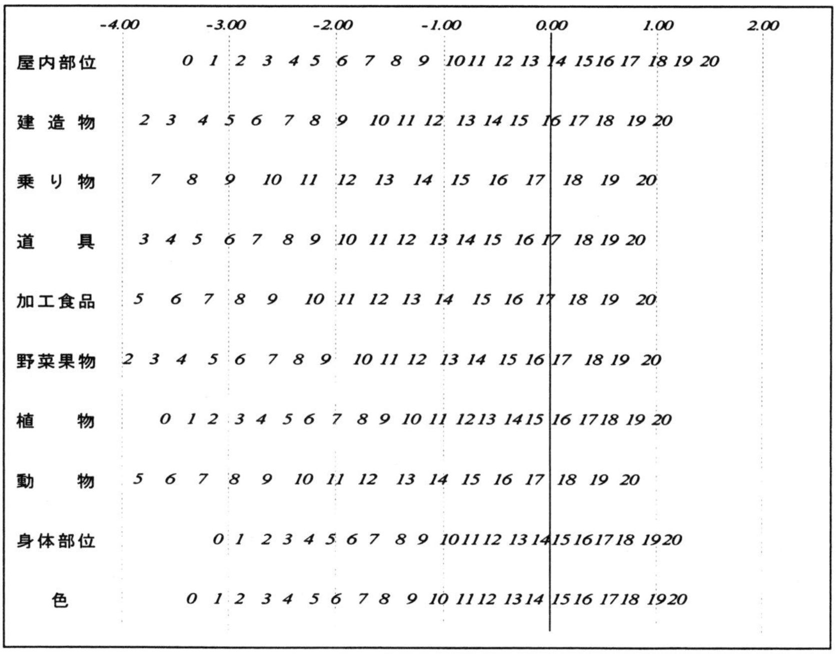

図5　意味カテゴリー別名詞検査（聴覚的理解検査）における失語症患者の標準得点zプロフィール（失語症患者68名の成績を元に算定）

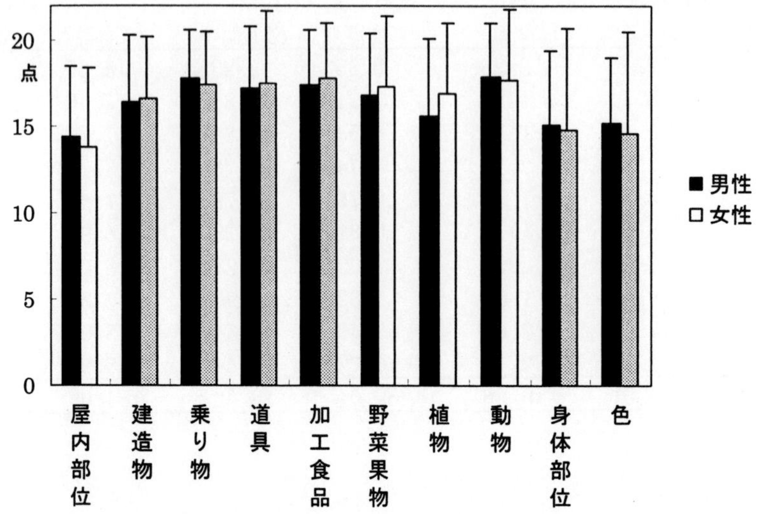

図 6　意味カテゴリー別名詞検査（聴覚的理解検査）における失語症患者のカテゴリー別，性別平均得点と標準偏差

第6章
臨床への適用

失語症の言語治療ではコミュニケーション能力の向上を図り，各人が質の高い生活を再び構築できるよう支援するが，このような支援をするには障害を広い視野でとらえることが重要である．WHOはそれを考慮した障害の国際分類を（1980, 2001）を提案している．WHOの分類に準拠して失語症の障害レベルを整理すると，下記のようにまとめることができる．

- 言語機能の障害(impairment)：脳損傷によって生じた，言語符号を操作する機能の障害
- コミュニケーション活動の制限(activity limitation)：生活の中で言語を用いて意思疎通をするうえでの困難
- 参加制約(participation restriction)：社会参加における制約
- 環境因子(environmental factors)：社会参加，コミュニケーション活動，言語機能の各障害に影響を及ぼす物的，社会的，態度的環境．

失語症の言語治療では上記のすべての側面および因子に働きかけて，患者の全人間的復権を目指すことになる．まず，言語機能障害に関しては最大限の機能回復が得られるよう，各人の症状に対応した機能訓練を実施する．コミュニケーション活動の制限については残存した機能を利用して意思疎通ができるよう，実用的コミュニケーションの訓練を行う．参加制約に関しては種々の環境因子に働きかけて社会参加への支援を行う．失語症を持つ人にとっては，いずれの働きかけも重要であるといえよう．

「失語症語彙検査」は，上記の障害レベルのうち言語機能の障害を評価し，機能訓練の手がかりを得るための手段である．検査の目的は，脳損傷患者の単語の表出・理解機能を多面的に評価し，障害の言語病理学的診断，治療プログラムの作成，治療効果の測定などに役立てることにある．

脳病変によって生ずる言語症状は実に多彩であり，呼称障害一つをとってみても複数の障害パタンが存在する(Ellis & Franklin[31])．その回復を図るには，まず各人の言語症状

を分析し，障害された機能と保存された機能を把握することが必要となる．そして，その結果を基に障害構造に応じた治療ストラテジーを見出し，治療を実施する．機能回復のストラテジーには障害された機能自体の賦活を目指すもの，障害された機能を残存した機能で代償するもの，迂回路を形成して機能再編成を目指すものなどがあるが，このようなストラテジーは臨床症状を客観的に評価することによって見出される．ここにおいて，障害構造を把握し，治療の手がかりを検索するための評価法が重要な役割を果たすと考えられる．しかし，本邦には失語症の言語症状を深く掘り下げて評価し，言語治療の手がかりを得ることができる検査は少ない．特に，近年の研究の成果を踏まえて作成され，標準化の作業を経て公表された検査は極めて少ない．

語彙障害についてみれば，近年の研究によって単語の理解・表出には語の出現頻度や心像性などが影響を及ぼすことが明らかとなっているが[2~8]，このような要因を統制して作成された検査はほとんど公表されていない．言語臨床に関わる多くの者は，従来の言語モダリティー別の検査や100語呼称検査などを実施するだけでは，単語処理過程のどのような機能が障害され，また保存されているかを明らかにすることは難しいことを認識している．

本検査は単語の情報処理に関する近年の研究，特に認知神経心理学的研究の成果を踏まえ，可能な限り出現頻度や心像性などの語彙属性を統制して作成した．本邦では語の出現頻度や心像性などに関する基礎データが極端に不足しており，検査語の属性を統制する作業は困難を極めたといっても過言ではない．本検査はこれまでの基礎データおよびNTT基礎研究所において研究が進められていた「語の親密度評定」[30]などの資料を使用させていただき，ようやく発表できる段階にまでこぎつけた．

1．　失語症語彙検査の臨床への適用

語の聴覚的理解の評価

単語の聴覚的理解に関して，Franklin[8]は認知神経心理学的検査を用いて失語症患者の語の聴覚的理解を分析し，流暢失語群の語の理解障害には少なくとも５つの障害パタンが存在し，それらは語の理解過程の異なる機能単位（音素識別，聴覚入力辞書およびそれへのアクセス，意味へのアクセス，意味処理）の障害によって生じることを示した．Franklinが用いたのは語彙判断検査，類義語判断検査，音素識別検査，復唱検査等であり，これらの検査で得られたデータを分析することによってこのような障害パタンは見出された．

小野ら[32]は，本検査の試案段階であった「失語症語彙検査試案」の語彙判断検査，名詞

理解検査，類義語判断検査と語音識別検査を5例の失語症患者に実施し，聴覚的理解障害のパタンの分析を行った．その結果，Franklinらの結果と同様に，異なる機能単位の障害を示唆する，複数の障害パタンが存在することを認め，本検査が失語患者における単語の聴覚的理解障害の特徴を把握するうえで有用なことが確かめられた．

喚語の評価

喚語困難という症状についても，通常実施されている100語呼称検査や語想起検査を行うだけでは障害の特徴がとらえられない患者が少なからず存在する．近年，脳損傷患者の中には特定の意味カテゴリーに属する語の想起や，名詞または動詞の想起に選択的な障害を示す者が存在することが報告されている[11,26~29,33]．このような機能乖離を把握するには，検査語の属性を統制し，意味カテゴリー間あるいは品詞間で喚語能力を比較できるような検査が必要である．

小野ら[34]は，本検査の試案段階であった「名詞・動詞検査試案」を32例の失語患者に実施し，品詞と使用頻度による喚語能力の差を検討した．その結果，品詞によって喚語に差が見られる症例が存在すること，語の使用頻度の影響は名詞では大きいが，動詞では小さいことを認めた．結果から，「脳内では単語が品詞別に組織化されており，名詞と動詞では喚語における処理が異なる可能性がある」と述べ，本検査が品詞による差を検出するうえで有用であることを示唆した．

意味カテゴリーに関しては，下垣ら[29]が本検査の試案段階であった「意味カテゴリー別名詞検査試案」を28例の失語患者に実施し，意味カテゴリーによる呼称の差を検討した．その結果，意味カテゴリー特異性を呈する症例を認め，本検査によって語の表出，理解におけるカテゴリー特異性が検索可能なことが示された．

語彙判断の評価

語彙判断に関しては，物井[35]が本検査の「語彙判断検査」を16例の失語患者に実施し，非単語の作成方法による差を検討した．その結果，検査Ⅰの漢字提示，Ⅱ，Ⅳの平仮名提示・音声提示，および検査Ⅲの音声提示では，患者は90％を超える良好な成績を示したが，検査Ⅲの平仮名提示では非流暢群に際立った成績の低下がみられた．これは特に非単語において顕著なことが確かめられた．

言語治療への適用

脳損傷患者の単語の訓練においては，各患者の障害の特徴，特に障害された機能と保たれた機能をできるだけ正確に把握し，各患者の障害構造に応じた治療を実施することが求められる．本検査はこのような治療の手がかりを得ることを目的の一つとしている．また，本検査は治療効果の測定にも適しており，単一症例研究法(Single Subject Study Design)

と組み合わせて用いることにより，単語の表出，理解機能の回復過程を追跡することができる．

単語の理解，表出障害に対する治療ストラテジーには，障害を受けた機能の回復を目指すもの，障害された機能を残存機能で代償するもの，迂回路を形成するものなどが考えられるが，患者にとってどれが適切であるかは障害パタンにとって決まる．治療プログラムの作成においては，賦活する機能，経路，賦活を促進するcue（手がかり），訓練語の語彙属性などを考慮することが重要である．なお，課題語の属性としては，使用頻度，新密度，心像性，品詞，意味カテゴリー，語の音韻論的特徴，語用論的特徴，形態特徴などを考えるとよい．

単語に関する訓練法としては意味訓練や音韻訓練の方法などが報告されているが，全ての患者にとって有効な方法というものは勿論存在しない．治療においては患者ごとに治療仮説を立て，治療過程においてそれを検証し，効果を確認していく．たとえば，認知神経心理学的治療では，単語の情報処理モデルに基づいて症状を分析し，障害を受けた機能と保たれた機能を把握する．そして，機能回復や機能再編成を図るためのストラテジーを患者ごとに検討し，治療プログラムを作成して治療を実施する．治療効果の測定においては課題語以外の語への般化が得られたかどうかを重視する．これは本訓練が一つ一つの単語を憶えるのではなく，単語を処理するシステムの機能回復や機能再編成を目指すからである．本検査はこのような認知神経心理学的訓練は勿論のこと，さまざまな治療法に対して有用な情報を提供すると考えられる．

本検査の単語訓練への適用例としては，奥平[36]らと藤田[37]の報告がある．奥平らは本検査の試案段階であった「失語症語彙検査試案」を１流暢失語例に実施し，呼称障害を単語処理モデルに沿って分析した．その結果，症例は意味処理に障害をもつと考えられ，意味処理を賦活する訓練法を考案し実施した．症例の喚語機能の改善プロセスは2方向治療比較デザインを用いて詳細に分析され，障害構造に対応した訓練法は効果があることが示された．藤田も同様の訓練経過報告をしている．

言語治療では，言語機能障害のほかに能力障害や言語の実際的使用に関わる諸要因などを総合的に考慮する必要がある．本検査の適用にあっては，患者に即した柔軟な対応が求められるといえよう．

附 表

評価のための資料－健常者の成績

失語症患者に本検査を実施し，評価する際は，附表の健常者の成績を参考にされたい．各表には健常者の平均得点と標準偏差のほかに，「－1 標準偏差および－2標準偏差の値」を記載した．

附表 1　語彙判断検査における健常者の成績

1-1-a　語彙判断検査Ⅰ　文字（漢字）提示　160 語　－年代別　87
1-1-b　語彙判断検査Ⅰ　文字（漢字）提示　160 語　－単語・非単語別　87
1-1-c　語彙判断検査Ⅰ　文字（漢字）提示　単語 80 語　－使用頻度・心像性別　87
1-1-d　語彙判断検査Ⅰ　文字（漢字）提示　前半 80 語　－年代別　87
1-1-e　語彙判断検査Ⅰ　文字（漢字）提示　前半 80 語　－単語・非単語別　88
1-1-f　語彙判断検査Ⅰ　文字（漢字）提示　単語前半 40 語－使用頻度・心像性別　88

1-2-a　語彙判断検査Ⅱ　音声提示　－年代別　88
1-2-b　語彙判断検査Ⅱ　音声提示　－単語・非単語別　88
1-2-c　語彙判断検査Ⅱ　文字（平仮名）提示　－年代別　89
1-2-d　語彙判断検査Ⅱ　文字（平仮名）提示　－単語・非単語別　89

1-3-a　語彙判断検査Ⅲ　音声提示　－年代別　89
1-3-b　語彙判断検査Ⅲ　音声提示　－単語・非単語別　89
1-3-c　語彙判断検査Ⅲ　文字（平仮名）提示　－年代別　90
1-3-d　語彙判断検査Ⅲ　文字（平仮名）提示　－単語・非単語別　90

1-4-a　語彙判断検査Ⅳ　音声提示　－年代別　90
1-4-b　語彙判断検査Ⅳ　音声提示　－単語・非単語別　90
1-4-c　語彙判断検査Ⅳ　文字（平仮名）提示　－年代別　91
1-4-d　語彙判断検査Ⅳ　文字（平仮名）提示　－単語・非単語別　91

附表 2　名詞・動詞検査における健常者の成績

2-1-a　名詞表出検査　発話　－年代別　92

2-1-b　名詞表出検査　発話　－使用頻度別　92

2-2-a　動詞表出検査　発話　－年代別　92
2-2-b　動詞表出検査　発話　－使用頻度別　92

2-3-a　名詞理解検査　聴覚的理解　－年代別　93
2-3-b　名詞理解検査　聴覚的理解　－使用頻度別　93
2-3-c　名詞理解検査　聴覚的理解　－心像性別　93
2-3-d　名詞理解検査　聴覚的理解　－使用頻度別，心像性別　93

2-4-a　動詞理解検査　聴覚的理解　－年代別　94
2-4-b　動詞理解検査　聴覚的理解　－使用頻度別　94

附表 3　類義語判断検査における健常者の成績
3-1-a　類義語判断検査　音声提示　－年代別　95
3-1-b　類義語判断検査　音声提示　－心像性別　95
3-1-c　類義語判断検査　文字（漢字）提示　－年代別　95
3-1-d　類義語判断検査　文字（漢字）提示　－心像性別　95

附表 4　意味カテゴリー別名詞検査における健常者の成績
4-1-a　呼称検査　－年代別，性別　96
4-1-b　呼称検査　－親密度別　96
4-1-c　呼称検査　－意味カテゴリー別，性別　97
4-1-d　呼称検査　－意味カテゴリー別，親密度別　98

4-2-a　聴覚的理解検査　－年代別，性別　98
4-2-b　聴覚的理解検査　－親密度別　99
4-2-c　聴覚的理解検査　－意味カテゴリー別，性別　99
4-2-d　聴覚的理解検査　－意味カテゴリー別，親密度別　100

附表１　語彙判断検査における健常者の成績

1-1-a　語彙判断検査Ｉ　文字（漢字）提示　160語　―年代別

年　代	人	平均得点	標準偏差	-1標準偏差	-2標準偏差
30～40歳代	11	154.18	7.47	146.71	139.24
50歳代	10	157.20	3.22	153.98	150.76
60歳代	15	155.53	5.88	149.65	143.77
70歳代	12	157.33	2.15	155.18	153.03
計	48	156.02	5.18	150.84	145.66

1-1-b　語彙判断検査Ｉ　文字（漢字）提示　160語―単語・非単語別

(n=48)

語彙性	語数	平均得点	標準偏差	-1標準偏差	-2標準偏差
単　語	80	78.71	2.38	76.33	73.95
非単語	80	77.31	3.76	73.55	69.79
計	160	156.02	5.18	150.84	145.66

1-1-c　語彙判断検査Ｉ　文字（漢字）提示　単語80語―使用頻度・心像性性別

(n=48)

語彙属性	語数	平均得点	標準偏差	-1標準偏差	-2標準偏差
高頻度・高心像語	20	20.00	0.00		
高頻度・低心像語	20	19.92	0.35	19.57	19.22
低頻度・高心像語	20	19.96	0.20	19.76	19.56
低頻度・低心像語	20	18.83	2.08	16.75	14.67
計	80	78.71	2.38	76.33	73.95

1-1-d　語彙判断検査Ｉ　文字（漢字）提示　前半80語　―年代別

年　代	人	平均得点	標準偏差	-1標準偏差	-2標準偏差
30～40歳代	11	77.36	3.59	73.77	70.18
50歳代	10	78.60	2.27	76.33	74.06
60歳代	15	77.33	3.11	74.22	71.11
70歳代	12	78.50	1.83	76.67	74.84
計	48	77.90	2.79	75.11	72.32

1-1-e　語彙判断検査Ⅰ　文字（漢字）提示　前半80語－単語・非単語別

(n=48)

語彙性	語数	平均得点	標準偏差	-1標準偏差	-2標準偏差
単　語	40	39.42	1.16	38.26	37.10
非単語	40	38.48	2.18	36.30	34.12
計	80	77.9	2.79	75.11	72.32

1-1-f　語彙判断検査Ⅰ　文字（漢字）提示　単語前半40語－使用頻度・心像性別

(n=48)

語彙属性	語数	平均得点	標準偏差	-1標準偏差	-2標準偏差
高頻度・高心像語	10	10.00	0.00		
高頻度・低心像語	10	9.94	0.25	9.69	9.44
低頻度・高心像語	10	9.98	0.14	9.84	9.70
低頻度・低心像語	10	9.50	1.07	8.43	7.36
計	40	39.42	1.16	38.26	37.10

1-2-a　語彙判断検査Ⅱ　音声提示　40語　－年代別

年　代	人	平均得点	標準偏差	-1標準偏差	-2標準偏差
30～40歳代	12	39.17	1.40	37.77	36.37
50歳代	13	39.77	0.60	39.17	38.57
60歳代	16	39.81	0.40	39.41	39.01
70歳代	12	40.00	0.00	40.00	40.00
計	53	39.70	0.80	38.90	38.10

1-2-b　語彙判断検査Ⅱ　音声提示　40語　－単語・非単語別

(n=53)

語彙性	語数	平均得点	標準偏差	-1標準偏差	-2標準偏差
単　語	20	19.96	0.19	19.77	19.58
非単語	20	19.74	0.76	18.98	18.22
計	40	39.70	0.80	38.90	38.10

1-2-c　語彙判断検査Ⅱ　文字（平仮名）提示　40語　－年代別

年　代	人	平均得点	標準偏差	-1標準偏差	-2標準偏差
30～40歳代	10	39.50	1.08	38.42	37.34
50歳代	11	39.55	0.93	38.62	37.69
60歳代	16	39.70	0.60	39.10	38.50
70歳代	10	40.00	0.00	40.00	40.00
計	47	39.68	0.75	38.93	38.18

1-2-d　語彙判断検査Ⅱ　文字（平仮名）提示　－単語・非単語別

(n=47)

語彙性	語数	平均得点	標準偏差	-1標準偏差	-2標準偏差
単　語	20	19.87	0.49	19.38	18.89
非単語	20	19.81	0.58	19.23	18.65
計	40	39.68	0.75	38.93	38.18

1-3-a　語彙判断検査Ⅲ　音声提示　40語　－年代別

年　代	人	平均得点	標準偏差	-1標準偏差	-2標準偏差
30～40歳代	12	39.83	0.39	39.44	39.05
50歳代	13	39.92	0.28	39.64	39.36
60歳代	16	39.81	0.54	39.27	38.73
70歳代	12	39.92	0.29	39.63	39.34
計	53	39.87	0.39	39.48	39.09

1-3-b　語彙判断検査Ⅲ　音声提示　40語　－単語・非単語別

(n=53)

語彙性	語数	平均得点	標準偏差	-1標準偏差	-2標準偏差
単　語	20	18.98	0.14	18.84	18.70
非単語	20	19.89	0.38	19.51	19.13
計	40	39.87	0.39	39.48	39.09

1-3-c　語彙判断検査Ⅲ　文字（平仮名）提示　40語　－年代別

年　代	人	平均得点	標準偏差	-1標準偏差	-2標準偏差
30～40歳代	10	39.60	0.97	38.63	37.66
50歳代	10	39.70	0.95	38.75	37.80
60歳代	16	39.50	0.89	38.61	37.72
70歳代	10	39.50	1.08	38.42	37.34
計	46	39.57	0.93	38.64	37.71

1-3-d　語彙判断検査Ⅲ　文字（平仮名）提示　40語　－単語・非単語別

(n=46)

語彙性	語数	平均得点	標準偏差	-1標準偏差	-2標準偏差
単　語	20	19.91	0.35	19.56	19.21
非単語	20	19.65	0.80	18.85	18.05
計	40	39.57	0.93	38.64	37.71

1-4-a　語彙判断検査Ⅳ　音声提示　40語　－年代別

年　代	人	平均得点	標準偏差	-1標準偏差	-2標準偏差
30～40歳代	12	39.33	0.89	38.44	37.55
50歳代	13	39.77	0.44	39.33	38.89
60歳代	16	39.75	0.58	39.17	38.59
70歳代	12	39.83	0.39	39.44	39.05
計	53	39.68	0.61	39.07	38.46

1-4-b　語彙判断検査Ⅳ　音声提示　40語　－単語・非単語別

(n=53)

語彙性	語数	平均得点	標準偏差	-1標準偏差	-2標準偏差
単　語	20	19.94	0.23	19.71	19.48
非単語	20	19.76	0.59	19.17	18.58
計	40	39.68	0.61	39.07	38.46

1-4-c　語彙判断検査Ⅳ　文字（平仮名）提示　40語　ー年代別

年　代	人	平均得点	標準偏差	-1標準偏差	-2標準偏差
30～40歳代	10	39.80	0.42	39.38	38.96
50歳代	11	39.55	0.93	38.62	37.69
60歳代	16	39.75	0.45	39.30	38.85
70歳代	10	39.30	1.06	38.24	37.18
計	47	39.62	0.74	38.88	38.14

1-4-d　語彙判断検査Ⅳ　文字（平仮名）提示　40語　ー単語・非単語別

(n=47)

語彙性	語数	平均得点	標準偏差	-1標準偏差	-2標準偏差
単　語	20	19.89	0.48	19.41	18.93
非単語	20	19.72	0.62	19.10	18.48
計	40	39.62	0.74	38.88	38.14

附表２　名詞・動詞検査における健常者の成績

2-1-a　名詞表出検査（発話）　40語　一年代別

年　代	人	平均得点	標準偏差	-1標準偏差	-2標準偏差
30～40歳代	16	39.56	0.73	38.83	38.10
50歳代	18	39.11	1.18	37.93	36.75
60歳代	23	38.83	1.03	37.80	36.77
70歳代	13	38.85	1.28	37.57	36.29
計	70	39.07	1.08	37.99	36.91

2-1-b　名詞表出検査(発話)　一使用頻度別

(n=70)

語彙属性	語数	平均得点	標準偏差	-1標準偏差	-2標準偏差
高頻度語	20	19.93	0.31	19.62	19.31
低頻度語	20	19.14	1.01	18.13	17.12
計	40	39.07	1.08	37.99	36.91

2-2-a　動詞表出検査（発話）　40語　一年代別

年　代	人	平均得点	標準偏差	-1標準偏差	-2標準偏差
30～40歳代	16	39.69	0.60	39.09	38.49
50歳代	18	39.50	0.71	38.79	38.08
60歳代	23	39.70	0.64	39.06	38.42
70歳代	13	39.50	0.52	38.98	38.46
計	70	39.60	0.62	38.98	38.36

2-2-b　動詞表出検査（発話）　40語　一使用頻度別

(n=70)

語彙属性	語数	平均得点	標準偏差	-1標準偏差	-2標準偏差
高頻度語	20	19.71	0.49	19.22	18.73
低頻度語	20	19.89	0.32	19.57	19.25
計	40	39.60	0.62	38.98	38.36

2-3-a　名詞理解検査（聴覚的理解）　40語　－年代別

年　代	人	平均得点	標準偏差	-1標準偏差	-2標準偏差
30～40歳代	16	39.69	0.60	39.09	38.49
50歳代	18	39.78	0.43	39.35	38.92
60歳代	23	39.78	0.67	39.11	38.44
70歳代	13	39.92	0.28	39.64	39.36
計	70	39.79	0.54	39.25	38.71

2-3-b　名詞理解検査（聴覚的理解）　40語　－使用頻度別

(n=70)

語彙属性	語数	平均得点	標準偏差	-1標準偏差	-2標準偏差
高頻度語	20	19.94	0.29	19.65	19.36
低頻度語	20	19.83	0.42	19.41	18.99
計	40	39.79	0.54	39.25	38.71

2-3-c　名詞理解検査（聴覚的理解）　40語　－心像性別

(n=70)

語彙属性	語数	平均得点	標準偏差	-1標準偏差	-2標準偏差
高心像語	20	19.97	0.17	19.80	19.63
低心像語	20	19.81	0.52	19.29	18.77
計	40	39.79	0.54	39.25	38.71

2-3-d　名詞理解検査（聴覚的理解）　40語　－使用頻度・心像性別

(n=70)

語彙属性	語数	平均得点	標準偏差	-1標準偏差	-2標準偏差
高頻度・高心像語	10	9.99	0.12	9.87	9.75
高頻度・低心像語	10	9.96	0.27	9.69	9.42
低頻度・高心像語	10	9.99	0.12	9.87	9.75
低頻度・低心像語	10	9.86	0.39	9.47	9.08
計	40	39.79	0.54	39.25	38.71

2-4-a　動詞理解検査（聴覚的理解）　40語　－年代別

年　代	人	平均得点	標準偏差	-1標準偏差	-2標準偏差
30～40歳代	16	39.94	0.25	39.69	39.44
50歳代	18	39.72	0.75	38.97	38.22
60歳代	23	39.87	0.34	39.53	39.19
70歳代	13	39.77	0.60	39.17	38.57
計	70	39.83	0.51	39.32	38.81

2-4-b　動詞理解検査（聴覚的理解）　40語　－使用頻度別

(n=70)

語彙属性	語数	平均得点	標準偏差	-1標準偏差	-2標準偏差
高頻度語	20	19.91	0.33	19.58	19.25
低頻度語	20	19.91	0.28	19.63	19.35
計	40	39.83	0.51	39.32	38.81

附表3　類義語判断検査における健常者の成績

3-1-a　類義語判断検査　音声提示　40語　ー年代別

年　代	人	平均得点	標準偏差	-1標準偏差	-2標準偏差
30～40歳代	13	38.92	1.12	37.80	36.68
50歳代	12	39.17	1.19	37.98	36.79
60歳代	14	39.64	0.84	38.80	37.96
70歳代	12	39.50	1.00	38.50	37.50
計	51	39.31	1.05	38.26	37.21

3-1-b　類義語判断検査　音声提示　40語　ー心像性別

(n=51)

語彙属性	語数	平均得点	標準偏差	-1標準偏差	-2標準偏差
高心像語	20	19.80	0.45	19.35	18.90
低心像語	20	19.51	0.86	18.65	17.79
計	40	39.31	1.05	38.26	37.21

3-1-c　類義語判断検査　文字提示　40語　ー年代別

年　代	人	平均得点	標準偏差	-1標準偏差	-2標準偏差
30～40歳代	10	37.80	1.81	35.99	34.18
50歳代	12	38.42	2.19	36.23	34.04
60歳代	14	39.57	0.76	38.81	38.05
70歳代	10	39.20	1.03	38.17	37.14
計	46	38.80	1.64	37.16	35.52

3-1-d　類義語判断検査　文字提示　40語　ー心像性別

(n=46)

語彙属性	語数	平均得点	標準偏差	-1標準偏差	-2標準偏差
高心像語	20	19.70	0.63	19.07	18.44
低心像語	20	19.11	1.16	17.95	16.79
計	40	38.80	1.64	37.16	35.52

附表４　意味カテゴリー別名詞検査

4-1-a　意味カテゴリー別名詞検査　呼称検査　　200語　－年代別

年　代	人	平均得点	標準偏差	-1標準偏差	-2標準偏差
30～40歳代	11	195.73	3.96	191.77	187.81
50歳代	14	193.43	4.97	188.46	183.49
60歳代	17	193.29	4.86	188.43	183.57
70歳代	12	191.17	6.59	184.58	177.99
計	54	193.35	5.43	187.92	182.49

4-1-b　意味カテゴリー別名詞検査　呼称検査　－親密度別の成績

(n=54)

親密度	語数	平均得点	標準偏差	-1標準偏差	-2標準偏差
高親密度	100	98.93	2.58	96.34	93.76
低親密度	100	94.43	6.39	88.04	81.66
全対象者	200	193.35	5.43	187.92	182.49

4-1-c　呼称検査　意味カテゴリー別・性別

男性　(n=25)

カテゴリー	語数	平均得点	標準偏差	-1標準偏差	-2標準偏差
屋内部位	20	19.76	0.66	19.10	18.44
建造物	20	19.64	0.57	19.07	18.50
乗り物	20	19.52	0.82	18.70	17.88
道具	20	19.40	0.82	18.58	17.76
加工食品	20	19.04	1.14	17.90	16.76
野菜果物	20	19.24	1.09	18.15	17.06
植物	20	18.92	1.58	17.34	15.76
動物	20	19.64	0.64	19.00	18.36
身体部位	20	19.40	1.12	18.28	17.16
色	20	18.44	1.80	16.64	14.84
計	200	193.00	5.51	187.49	181.98

女性　(n=29)

カテゴリー	語数	平均得点	標準偏差	-1標準偏差	-2標準偏差
屋内部位	20	19.89	0.41	19.48	19.07
建造物	20	18.93	1.03	17.90	16.87
乗り物	20	19.13	0.99	18.14	17.15
道具	20	19.69	0.47	19.22	18.75
加工食品	20	19.00	1.46	17.54	16.08
野菜果物	20	19.76	0.51	19.25	18.74
植物	20	19.76	0.51	19.25	18.74
動物	20	19.21	1.24	17.97	16.73
身体部位	20	19.34	0.86	18.48	17.62
色	20	18.93	1.19	17.74	16.55
計	200	193.66	5.42	188.24	182.82

全対象者　(n=54)

カテゴリー	語数	平均得点	標準偏差	-1標準偏差	-2標準偏差
屋内部位	20	19.83	0.54	19.29	18.75
建造物	20	19.26	0.91	18.35	17.44
乗り物	20	19.31	0.92	18.39	17.47
道具	20	19.56	0.66	18.90	18.24
加工食品	20	19.02	1.30	17.72	16.42
野菜果物	20	19.52	0.86	18.66	17.80
植物	20	19.37	1.20	18.17	16.97
動物	20	19.41	1.01	18.40	17.39
身体部位	20	19.37	0.97	18.40	17.43
色	20	18.70	1.50	17.20	15.70
計	200	193.35	5.43	187.92	182.49

4-1-d　意味カテゴリー別名詞検査　呼称検査　ー意味カテゴリー別・親密度別

高親密度語　(n=54)

カテゴリー	語数	平均得点	標準偏差	-1標準偏差	-2標準偏差
屋内部位	10	9.96	0.12	9.85	9.73
建造物	10	9.96	0.08	9.88	9.81
乗り物	10	9.93	0.18	9.75	9.57
道具	10	10.00	0.00	10.00	10.00
加工食品	10	9.67	0.44	9.22	8.78
野菜果物	10	9.94	0.12	9.82	9.69
植物	10	9.87	0.12	9.75	9.62
動物	10	9.98	0.06	9.92	9.86
身体部位	10	9.98	0.06	9.92	9.86
色	10	9.63	0.52	9.11	8.60
計	100	98.93	2.58	96.35	93.77

低親密度語　(n=54)

カテゴリー	語数	平均得点	標準偏差	-1標準偏差	-2標準偏差
屋内部位	10	9.87	0.20	9.67	9.48
建造物	10	9.30	0.60	8.69	8.09
乗り物	10	9.39	0.96	8.43	7.48
道具	10	9.56	0.61	8.95	8.34
加工食品	10	9.35	0.57	8.78	8.22
野菜果物	10	9.57	0.50	9.07	8.57
植物	10	9.50	0.45	9.05	8.61
動物	10	9.43	0.47	8.95	8.48
身体部位	10	9.39	0.75	8.64	7.90
色	10	9.07	0.90	8.17	7.27
計	100	94.43	6.39	88.04	81.65

4-2-a　意味カテゴリー別名詞検査　聴覚的理解検査　200語　ー年代別

年　代	人	平均得点	標準偏差	-1標準偏差	-2標準偏差
30～40歳代	11	199.91	0.29	199.62	199.33
50歳代	11	199.82	0.57	199.25	198.68
60歳代	16	198.94	1.20	197.74	196.54
70歳代	15	199.20	0.83	198.37	197.54
計	53	199.40	0.95	198.45	197.50

4-2-b　意味カテゴリー別名詞検査　聴覚的理解検査　ー親密度別の成績

(n=53)

親密度	語数	平均得点	標準偏差	-1標準偏差	-2標準偏差
高親密度	100	99.79	0.75	99.04	98.29
低親密度	100	99.60	1.05	98.55	97.50
全対象者	200	199.40	0.95	198.45	197.50

4-2-c　意味カテゴリー別名詞検査　聴覚的理解検査　ー意味カテゴリー別・性別

男性

(n=22)

カテゴリー	語数	平均得点	標準偏差	-1標準偏差	-2標準偏差
屋内部位	20	19.91	0.29	19.62	19.33
建造物	20	19.96	0.21	19.75	19.54
乗り物	20	20.00	0.00	20.00	20.00
道具	20	20.00	0.00	20.00	20.00
加工食品	20	19.91	0.29	19.62	19.33
野菜果物	20	19.96	0.21	19.75	19.54
植物	20	20.00	0.00	20.00	20.00
動物	20	20.00	0.00	20.00	20.00
身体部位	20	20.00	0.00	20.00	20.00
色	20	19.91	0.29	19.62	19.33
計	200	199.64	0.66	198.98	198.32

女性

(n=31)

カテゴリー	語数	平均得点	標準偏差	-1標準偏差	-2標準偏差
屋内部位	20	19.77	0.50	19.27	18.77
建造物	20	19.74	0.44	19.30	18.86
乗り物	20	20.00	0.00	20.00	20.00
道具	20	20.00	0.00	20.00	20.00
加工食品	20	19.97	0.18	19.79	19.61
野菜果物	20	20.00	0.00	20.00	20.00
植物	20	19.97	0.18	19.79	19.61
動物	20	19.97	0.18	19.79	19.61
身体部位	20	19.97	0.18	19.79	19.61
色	20	19.84	0.37	19.47	19.10
計	200	199.23	1.09	198.14	197.05

(4-2-c　のつづき)

全対象者 (n=53)

カテゴリー	語数	平均得点	標準偏差	-1標準偏差	-2標準偏差
屋内部位	20	19.83	0.43	19.40	18.97
建造物	20	19.83	0.38	19.45	19.07
乗り物	20	20.00	0.00	20.00	20.00
道具	20	20.00	0.00	20.00	20.00
加工食品	20	19.94	0.23	19.71	19.48
野菜果物	20	19.98	0.14	19.84	19.70
植物	20	19.98	0.14	19.84	19.70
動物	20	19.98	0.14	19.84	19.70
身体部位	20	19.98	0.14	19.84	19.70
色	20	19.87	0.34	19.53	19.19
計	200	199.40	0.95	198.45	197.50

4-2-d　意味カテゴリー別名詞検査　聴覚的理解検査
－意味カテゴリー別・親密度別の成績

高親密度語 (n=53)

カテゴリー	語数	平均得点	標準偏差	-1標準偏差	-2標準偏差
屋内部位	10	9.94	0.13	9.82	9.69
建造物	10	9.94	0.13	9.82	9.69
乗り物	10	3.00	0.00	3.00	3.00
道具	10	10.00	0.00	10.00	10.00
加工食品	10	9.96	0.12	9.84	9.72
野菜果物	10	10.00	0.00	10.00	10.00
植物	10	9.98	0.06	9.92	9.86
動物	10	10.00	0.00	10.00	10.00
身体部位	10	9.98	0.06	9.92	9.86
色	10	9.98	0.06	9.92	9.86
計	100	99.79	0.75	99.04	98.29

低親密度語 (n=53)

カテゴリー	語数	平均得点	標準偏差	-1標準偏差	-2標準偏差
屋内部位	10	9.89	0.13	9.75	9.62
建造物	10	9.89	0.16	9.73	9.57
乗り物	10	10.00	0.00	10.00	10.00
道具	10	10.00	0.00	10.00	10.00
加工食品	10	9.98	0.06	9.92	9.86
野菜果物	10	9.98	0.06	9.92	9.86
植物	10	10.00	0.00	10.00	10.00
動物	10	9.98	0.06	9.92	9.86
身体部位	10	10.00	0.00	10.00	10.00
色	10	9.89	0.20	9.68	9.48
計	100	99.60	1.05	98.55	97.50

失 語 症 語 彙 検 査

氏　名　　　　（男・女）	生年月日　　年　月　日生　歳
発　症　　年　月　日	教育年数　　年（　　卒）
原因疾患	出身地　　方言（　有　・　無　）
病変部位	職　業
麻痺側　右　左　両　無	利き手　右　左　両
言語障害名	検査日　年　月　日〜　月　日
（重　中　軽）	検査者　（施設名　　　）

失語症語彙検査プロフィール（1）

理　解　正答数（%）

——音声（聴覚的理解）
………文字（視覚的理解）　%

	音声提示	文字提示	0 　50　 100
語彙判断検査Ⅰ		/80*・160（　%）	
語彙判断検査Ⅱ	/ 40（　%）	/ 40（　%）	
	聴覚的理解	視覚的理解	
名詞理解検査	/ 40（　%）	/ 40（　%）	
動詞理解検査	/ 40（　%）	/ 40（　%）	
	音声提示	文字提示	
類義語判断検査	/ 40（　%）	/ 40（　%）	
	聴覚的理解		
意味ｶﾃｺﾞﾘｰ別名詞検査	/200（　%）		

*前半80語のみ実施の場合

表　出　正答数（%）

——発話
………書字　%

	発　話	書　字	0 　50　 100
名詞表出検査	/ 40（　%）	/ 40（　%）	
動詞表出検査	/ 40（　%）	/ 40（　%）	
意味ｶﾃｺﾞﾘｰ別名詞検査	/200（　%）		

失語症語彙検査プロフィール（2）

氏　名　　　　　　　　　　　（男・女）　　歳

検査日　　　　　年　　月　　日～　　月　　日

	音声系				文字系			
語彙判断検査Ⅰ（漢字）					文字	単語*	/40　80	
						高頻度高心像	/10　20	
						高頻度低心像	/10　20	
						低頻度高心像	/10　20	
						低頻度低心像	/10　20	/80
						非単語	/40　80	/160
語彙判断検査Ⅱ（平仮名）	音声	単語	/20		文字	単語	/20	
		非単語	/20	/40		非単語	/20	/40
語彙判断検査Ⅲ（平仮名）	音声	単語	/20		文字	単語	/20	
		非単語	/20	/40		非単語	/20	/40
語彙判断検査Ⅳ（平仮名）	音声	単語	/20		文字	単語	/20	
		非単語	/20	/40		非単語	/20	/40
名詞表出検査	発話	高頻度	/20		書字	高頻度	/20	
		低頻度	/20	/40		低頻度	/20	/40
動詞表出検査	発話	高頻度	/20		書字	高頻度	/20	
		低頻度	/20	/40		低頻度	/20	/40
名詞理解検査	聴覚的理解	高頻度高心像	/10		視覚的理解	高頻度高心像	/10	
		高頻度低心像	/10			高頻度低心像	/10	
		低頻度高心像	/10			低頻度高心像	/10	
		低頻度低心像	/10	/40		低頻度低心像	/10	/40
動詞理解検査	聴覚的理解	高頻度			視覚的理解	高頻度	/20	
		低頻度	/20	/40		低頻度	/20	/40
類義語判断検査	音声	高心像	/20		文字（漢字）	高心像	/20	
		低心像	/20	/40		低心像	/20	/40
意味ｶﾃｺﾞﾘｰ別名詞検査	呼称	高親密度	/100					
		低親密度	/100	/200				
	聴覚的理解	高親密度	/100					
		低親密度	/100	/200				

*前の数字は前半80語のみ実施の場合

失語症語彙検査プロフィール（3）

氏 名　　　　　　　　　　（男・女）　　歳

検査年月日	年　月　日	年　月　日	年　月　日
経過月数	ヶ月	ヶ月	ヶ月
語彙判断検査Ⅰ	文字（漢字）　/80	文字（漢字）　/80	文字（漢字）　/80
	文字（漢字）　/160	文字（漢字）　/160	文字（漢字）　/160
語彙判断検査Ⅱ	音声　/40	音声　/40	音声　/40
	文字（平仮名）　/40	文字（平仮名）　/40	文字（平仮名）　/40
語彙判断検査Ⅲ	音声　/40	音声　/40	音声　/40
	文字（平仮名）　/40	文字（平仮名）　/40	文字（平仮名）　/40
語彙判断検査Ⅳ	音声　/40	音声　/40	音声　/40
	文字（平仮名）　/40	文字（平仮名）　/40	文字（平仮名）　/40
名詞表出検査	発話　/40	発話　/40	発話　/40
	書字　/40	書字　/40	書字　/40
動詞表出検査	発話　/40	発話　/40	発話　/40
	書字　/40	書字　/40	書字　/40
名詞理解検査	聴覚的理解　/40	聴覚的理解　/40	聴覚的理解　/40
	視覚的理解　/40	視覚的理解　/40	視覚的理解　/40
動詞理解検査	聴覚的理解　/40	聴覚的理解　/40	聴覚的理解　/40
	視覚的理解　/40	視覚的理解　/40	視覚的理解　/40
類義語判断検査	音声　/40	音声　/40	音声　/40
	文字　/40	文字　/40	文字　/40
意味カテゴリー別名詞検査	呼称　/200	呼称　/200	呼称　/200
	聴覚的理解　/200	聴覚的理解　/200	聴覚的理解　/200

語彙判断検査 I （文字〈漢字〉提示）　前半80語

氏名　　　　　　　（男・女）　歳　　　　　検査日　　年　月　日
　　　　　　　　　　　　　　　　　　　　　検査者

教示：「これからお見せすることばを，見たことがありますか。
　　　あったら『はい』，なかったら『いいえ』と答えてください。」（この教示以外でも，
　　　被検者にとって理解しやすいと思われる表現や，反応しやすいと思われる方法があれば，
　　　それらを用いてもよい。）　なお，固有名詞は非単語として扱うよう教示を与える。

得点：正答1点，誤答0点　　　制限時間：なし

例）食事，油絵，旅親，受担，資本，学両

No.	検査語	反応時間	単語 高頻度高心像	単語 高頻度低心像	単語 低頻度高心像	単語 低頻度低心像	非単語	No.	検査語	反応時間	単語 高頻度高心像	単語 高頻度低心像	単語 低頻度高心像	単語 低頻度低心像	非単語
1	学生							41	放送						
2	基調							42	海外						
3	冷屋							43	発収						
4	制限							44	種類						
5	外士							45	温泉						
6	主草							46	所学						
7	自重							47	車楽						
8	生海							48	制化						
9	音博							49	控室						
10	当時							50	場花						
11	想録							51	役火						
12	常益							52	収益						
13	手術							53	泳田						
14	逆転							54	定外						
15	金属							55	船長						
16	巻器							56	演幸						
17	戦争							57	親戚						
18	識文							58	精製						
19	車園							59	察手						
20	田園							60	冷凍						
21	状態							61	経済						
22	水泳							62	水内						
23	続基							63	気思						
24	通学							64	夫送						
25	福供							65	講和						
26	発想							66	病温						
27	永調							67	幸福						
28	夫婦							68	笑長						
29	結果							69	種収						
30	具血							70	味想						
31	自安							71	収録						
32	思想							72	役所						
33	選定							73	主元						
34	果樹							74	保安						
35	職価							75	職権						
36	関係							76	写真						
37	信用							77	前類						
38	済囲							78	望閉						
39	講製							79	場列						
40	当態							80	屋上						

健常48名の前半80語		高心像	低心像	単語	非単語	前半 計
の平均得点：	高頻度	/10	/10			
77.90 (SD 2.79)	低頻度	/10	/10	/40	/40	/80

（不許複製）

語彙判断検査 I （文字〈漢字〉提示）　後半80語

氏名　　　　　　　　　　　　　　　　　　　検査日　　年　月　日

No.	検査語	反応時間	得点 単語 高頻度高心像	高頻度低心像	低頻度高心像	低頻度低心像	非単語	No.	検査語	反応時間	得点 単語 高頻度高心像	高頻度低心像	低頻度高心像	低頻度低心像	非単語
81	必信							121	鳥船						
82	条項							122	常識						
83	周囲							123	人関						
84	説婦							124	判例						
85	意結							125	博士						
86	選案							126	主義						
87	葉巻							127	精平						
88	状個							128	出血						
89	協経							129	転条						
90	容器							130	小説						
91	子供							131	爆笑						
92	学真							132	元気						
93	草案							133	戦放						
94	外観							134	通室						
95	主眼							135	気子						
96	属写							136	意味						
97	保判							137	爆控						
98	必要							138	病気						
99	音楽							139	車内						
100	火花							140	後定						
101	限要							141	奏術						
102	項待							142	用果						
103	文化							143	絵具						
104	演奏							144	果出						
105	口逆							145	閉口						
106	協定							146	部屋						
107	原眼							147	警小						
108	小鳥							148	劇場						
109	公観							149	前後						
110	警察							150	体葉						
111	売場							151	列車						
112	永続							152	親売						
113	重和							153	周義						
114	時係							154	容上						
115	絵凍							155	人体						
116	原価							156	金争						
117	公平							157	権例						
118	劇屋							158	人樹						
119	戚小							159	待望						
120	個人							160	部泉						

	高心像	低心像	単語	非単語	後半 計
高頻度	/10	/10			
低頻度	/10	/10	/40	/40	/80

健常48名の160語の平均得点：
156.02 (SD 5.18)

	高心像	低心像	単語	非単語	全体 計
高頻度	/20	/20			
低頻度	/20	/20	/80	/80	/160

（不許複製）

語彙判断検査Ⅱ（音声提示，文字〈平仮名〉提示）

（非単語の特徴：検査単語の１子音置き換え）

氏名　　　　　　　　　　　　（男・女）　　歳　　　　　検査日　　　　年　　月　　日

検査者

教示：「これからお聞かせする（お見せする）ことばを，聞いたこと（見たこと）がありますか。あったら『はい』，なかったら『いいえ』と答えてください。」（この教示以外でも，被検者にとって理解しやすいと思われる表現や，反応しやすいと思われる方法があれば，それらを用いてもよい。）なお，固有名詞は非単語として扱うよう教示を与える。

制限時間：なし

得点：正答１点，誤答０点

例）かびん，なびん，いなか，いわか

＊非単語は（　）内の語のアクセントで読み上げること

No.	検査語	反応時間	得点 単語	得点 非単語	No.	検査語	反応時間	得点 単語	得点 非単語
1	こより				21	あまし　（あらし）			
2	よもい　（よろい）				22	うどん			
3	ゆのみ				23	こよち　（こより）			
4	たきぎ				24	のれん			
5	あつび　（あくび）				25	むしろ			
6	けむに　（けむり）				26	やぶら　（やぐら）			
7	わらじ				27	なだれ			
8	いとろ　（いとこ）				28	うごん　（うどん）			
9	みきん　（みりん）				29	たきり　（たきぎ）			
10	なだけ　（なだれ）				30	いとこ			
11	かがみ				31	うちわ			
12	もさか　（とさか）				32	たらじ　（わらじ）			
13	あくび				33	くのみ　（ゆのみ）			
14	よぶし　（こぶし）				34	ゆしろ　（むしろ）			
15	たがみ　（かがみ）				35	かぶと			
16	あらし				36	こぶし			
17	みりん				37	よろい			
18	とさか				38	うちな　（うちわ）			
19	わぶと　（かぶと）				39	やぐら			
20	けむり				40	のけん　（のれん）			

音声提示；健常者53名の平均得点：39.70(SD 0.80)

文字提示；健常者47名の平均得点：39.68(SD 0.75)

		計
単語	/20	
非単語	/20	/40

語彙判断検査Ⅲ（音声提示，文字<平仮名>提示）

（非単語の特徴：検査単語の音韻転置）

氏名　　　　　　　　　　　　（男・女）　　歳　　　　検査日　　　　年　　月　　日

検査者

教示：「これからお聞かせする（お見せする）ことばを，聞いたこと（見たこと）がありますか。あったら『はい』，なかったら『いいえ』と答えてください。」（この教示以外でも，被検者にとって理解しやすいと思われる表現や，反応しやすいと思われる方法があれば，それらを用いてもよい。）なお，固有名詞は非単語として扱うよう教示を与える。

制限時間：なし

得点：正答１点，誤答０点

例）おじぎ，おぎじ，いのち，のちい

＊非単語は（　）内の語のアクセントで読み上げること

No.	検査語	反応時間	得点		No.	検査語	反応時間	得点	
			単語	非単語				単語	非単語
1	きいび　（いびき）				21	うがい			
2	とびら				22	みぞれ			
3	ろいり　（いろり）				23	りかお　（かおり）			
4	つまげ　（まつげ）				24	おまけ			
5	あられ				25	かきね			
6	かかし				26	いろり			
7	えくぼ				27	びとら　（とびら）			
8	ういが　（うがい）				28	えつく　（つくえ）			
9	けじめ				29	ぼえく　（えくぼ）			
10	めがね				30	まつげ			
11	みれぞ　（みぞれ）				31	わさう　（うわさ）			
12	まけお　（おまけ）				32	ぼみつ　（つぼみ）			
13	つぼみ				33	かしか　（かかし）			
14	みげや　（みやげ）				34	いびき			
15	ねがめ　（めがね）				35	れらあ　（あられ）			
16	ともた　（たもと）				36	もなか			
17	うわさ				37	たもと			
18	きかね　（かきね）				38	けめじ　（けじめ）			
19	つくえ				39	みやげ			
20	かおり				40	かなも　（もなか）			

音声提示；健常者53名の平均得点：39.87（SD 0.39）

文字提示；健常者46名の平均得点：39.57（SD 0.93）

		計
単語	/20	
非単語	/20	/40

語彙判断検査Ⅳ（音声提示，文字〈平仮名〉提示）

（非単語の特徴：単語との類似性なし）

氏名　　　　　　　　　　（男・女）　　歳　　　　検査日　　　　年　　月　　日

検査者

教示：「これからお聞かせする（お見せする）ことばを，聞いたこと（見たこと）がありますか。あったら『はい』，なかったら『いいえ』と答えてください。」（この教示以外でも，被検者にとって理解しやすいと思われる表現や，反応しやすいと思われる方法があれば，それらを用いてもよい。）なお，固有名詞は非単語として扱うよう教示を与える。

制限時間：なし

得点：正答１点，誤答０点

例）たわし，るもか，おでこ，かれび

非単語は（　）内の語のアクセントで読み上げること

No.	検査語	反応時間	得点		No.	検査語	反応時間	得点	
			単語	非単語				単語	非単語
1	ぬばた　（おわり）				21	ぼにん　（おどり）			
2	かけら				22	むかし			
3	たちる　（つまみ）				23	われみ　（むかし）			
4	どびん				24	まだら			
5	ねうろ　（みさき）				25	みさき			
6	ねらい				26	おげる　（ねらい）			
7	たすき				27	てびお　（まとめ）			
8	つまみ				28	てらご　（くぼみ）			
9	くじゆ　（かけら）				29	たばこ			
10	うかき　（たばこ）				30	まとめ			
11	おはぎ				31	きぬが　（まだら）			
12	おさげ				32	のんき			
13	とのぐ　（あせも）				33	あせも			
14	におい				34	くぼみ			
15	よあな　（におい）				35	いねめ　（こずえ）			
16	ちりえ　（えがお）				36	おどり			
17	もやら　（どびん）				37	くまな　（おはぎ）			
18	こずえ				38	えがお			
19	おわり				39	あけむ　（たすき）			
20	とでわ　（おさげ）				40	みこれ　（のんき）			

		計
単語	/20	
非単語	/20	/40

音声提示；健常者53名の平均得点：39.68(SD 0.61)

文字提示；健常者47名の平均得点：39.62(SD 0.74)

名詞表出検査　（発話・書字）

氏名＿＿＿＿＿＿＿＿＿＿（男・女）　歳　　検査日　　年　　月　　日

検査者＿＿＿＿＿＿＿＿

教示：発話「これは何ですか。」

書字「これは何ですか。書いてください。」

制限時間：図版提示から10秒，書字の場合は30秒

得点：正答　1点　，　誤答　0点

例）パン

	検査語	意味類	反応時間	反応	得点	
					高頻度	低頻度
1	手	1.5				
2	パイプ	1.4				
3	糸	1.4				
4	灯台	1.2				
5	窓	1.4				
6	地図	1.3				
7	卵	1.4				
8	槍	1.4				
9	電話	1.4				
10	竜巻	1.5				
11	先生	1.2				
12	海苔	1.4				
13	カメラ	1.4				
14	シューマイ	1.4				
15	スカート	1.4				
16	プロレス	1.3				
17	馬	1.5				
18	ロケット	1.4				
19	手紙	1.3				

失語症語彙検査2-1　(2)

検査語	意味類	反応時間	反応	得点 高頻度	得点 低頻度
20　網	1.4				
21　バナナ	1.5				
22　湖	1.5				
23　テレビ	1.4				
24　楽譜	1.3				
25　新聞	1.3				
26　屏風	1.4				
27　車	1.4				
28　らくだ	1.5				
29　病院	1.2				
30　パイナップル	1.5				
31　海	1.5				
32　塀	1.4				
33　太陽	1.5				
34　算盤	1.4				
35　寿司	1.4				
36　水着	1.4				
37　お金	1.4				
38　肘	1.5				
39　野球	1.3				
40　神主	1.2				
計					

健常者70名の平均得点：39.07 (SD 1.08)

正答数		計
	高頻度　/20	
	低頻度　/20	/40

失語症語彙検査　2-2　(1)

動詞表出検査（発話・書字）

氏名　　　　　　　　　　（男・女）　　歳　　検査日　　年　　月　　日

検査者

教示：発話「これはどうしている（どうなっている）ところですか。」

書字「これはどうしている（どうなっている）ところですか。書いてください。」

制限時間：図版提示から10秒，書字の場合は30秒

得点：正答　1点　，　誤答　0点

例）見ている　　　　　　　　G：身ぶり提示

検査語		概念分類	反応時間	反応	得点 高頻度	得点 低頻度
1 洗っている		5.1.1				
2 磨いている		5.1.1				
3 飛んでいる		1.1.1				
4 折れている		1.1.1				
5 書いている		5.1.1				
6 蹴っている		5.1.1				
7 飲んでいる		5.1.1				
8 飛び降りている		6.1.1				
9 掛けている	G	8.1.1				
10 曲げている	G	5.1.1				
11 歩いている		1.1.1				
12 割れている		1.1.1				
13 縫っている		5.1.1				
14 刈っている		5.1.1				
15 貼っている	G	8.1.1				
16 干している		8.1.1				
17 編んでいる		5.1.1				
18 吸っている		5.1.1				
19 座っている		3.1.1				

失語症語彙検査　2-2　(2)

検査語	概念分類	反応時間	反応	得点 高頻度	得点 低頻度
20　引っかかっている	3.1.1				
21　着ている	5.1.1				
22　すくっている	5.1.1				
23　笑っている	1.1.1				
24　吠えている	1.1.1				
25　押している　G	5.1.1				
26　つぶしている　G	5.1.1				
27　捨てている	11.1.1				
28　注いでいる	11.1.1				
29　切っている	5.1.1				
30　釣っている	5.1.1				
31　入れている	11.1.1				
32　持ち上げている　G	11.1.1				
33　落ちている	6.1.1				
34　撒いている	8.1.1				
35　打っている	5.1.1				
36　追いかけている	5.1.1				
37　踊っている	5.1.1				
38　なでている	5.1.1				
39　降りている	6.1.1				
40　漏れている	6.1.1				
計					

健常者70名の平均得点：39.60 (SD 0.62)

正答数		計
	高頻度　/20	
	低頻度　/20	/40

名詞理解検査（聴覚的理解・視覚的理解）

氏名　　　　　　　　（男・女）　　歳　　　　検査日　　　　年　　月　　日

検査者

教示：「〇〇（これ）はどれですか。指さして下さい。」

制限時間：音声刺激（文字カード）提示から10秒　　　得点：正答　1点，　誤答　0点

例）　パン

検査語	反応時間	得点 高頻度高心像	低頻度高心像	高頻度低心像	低頻度低心像	検査語以外の語 D1	D2	D3	その他の反応
1 西瓜						メロン	どんぐり	貝	
2 包帯						リボン	傘	虫かご	
3 駅前						軒先	山中	秋	
4 題名						宛名	グラフ	刺繍	
5 鰯						ひらめ	ｶﾝｶﾞﾙｰ	梅	
6 電波						液体	宝石	月	
7 梯子						階段	扉	太鼓	
8 自然						電流	ﾀﾞｲﾔﾓﾝﾄﾞ	男性	
9 電池						アンテナ	望遠鏡	おにぎり	
10 銀行						魚市場	寺院	ﾊﾟｲﾛｯﾄ	
11 洞窟						谷	島	鳥	
12 こたつ						ストーブ	本棚	弁当	
13 支柱						煙突	風呂	自転車	
14 主人						客	ﾊﾞｯﾃﾘｰ	親子	
15 中心						隅	底	多数	
16 幽霊						仏	赤ん坊	ボクサー	
17 ものさし						寒暖計	鏡	かざぐるま	
18 工芸						書道	合唱	キャンプ	
19 浴衣						ｾｰﾗｰ服	マスク	バケツ	
20 礼儀						一芸	ばくち	デモ	
21 筋肉						骨	くちばし	蝶	
22 材料						紙屑	しめ飾り	帽子	
23 やかん						鍋	包丁	眼鏡	
24 梅雨						雪	火事	噴火口	
25 敷地						吊り橋	砂漠	雲	
26 頭						目	しっぽ	花	
27 物語						俳句	絵	編み物	
28 狼						猿	毛虫	木	
29 企業						農業	交通	芝居	
30 枕						座布団	手拭い	鞄	
31 機械						ランプ	工具	クレヨン	
32 窓口						入り口	四つ角	海辺	
33 戸棚						ベッド	屋根	リヤカー	
34 早春						真夏	大昔	等高線	
35 きりん						シマウマ	蛇	へちま	
36 老人						若者	一寸法師	ﾁﾝﾄﾞﾝ屋	
37 気温						目方	スピード	動力	
38 とんぼ						バッタ	金魚	石ころ	
39 作家						ｱﾅｳﾝｻｰ	見物人	保育所	
40 全部						半分	一二三	しみ	
計		/10	/10	/10	/10				

健常者70名の平均得点：39.79（SD 0.54）

正答数		高心像	低心像	小計
	高頻度	/10	/10	/20
	低頻度	/10	/10	/20
	小計	/20	/20	/40

失語症語彙検査 2-4

動詞理解検査（聴覚的理解・視覚的理解）

氏名　　　　　　　　（男・女　　歳）　　　検査日　　年　月　日
　　　　　　　　　　　　　　　　　　　　　検査者

教示：「○○（これ）はどれですか。指さして下さい。」
制限時間：音声刺激（文字カード）提示から10秒　　得点：正答　1点，誤答　0点
　例）見ている

	検査語	概念分類	反応時間	得点 高頻度	得点 低頻度	検査語以外の語 D1	D2	D3	その他の反応
1	走っている	1.1.1				揺れる	崩れる	起きる	
2	傾いている	1.1.1				倒れる	散る	揃える	
3	引いている	5.1.1				押す	壊す	向き合う	
4	なめている	5.1.1				飲む	掃く	鳴く	
5	呼んでいる	5.1.1				歌う	のぞく	駆ける	
6	ひねっている	5.1.1				まくる	つく	跳ねる	
7	集まっている	6.1.1				行く	飛び出す	ある	
8	飛び上がっている	6.1.1				垂れる	出る	合わせる	
9	回している	5.1.1				立てる	畳む	浴びる	
10	散らかしている	5.1.1				しばる	飛び越える	ふるえる	
11	立っている	1.1.1				転ぶ	飛ぶ	抱く	
12	弾んでいる	1.1.1				流れる	切れる	飛び込む	
13	載せている	11.1.1				落とす	詰める	敷く	
14	横切っている	11.1.1				集める	上げる	ひっくり返る	
15	開けている	5.1.1				つなぐ	巻く	吹きかける	
16	つまんでいる	5.1.1				つかまえる	かじる	もらう	
17	渡っている	5.1.1				追う	絞める	いる	
18	振り向いている	5.1.1				重ねる	なぐる	ぶつかる	
19	泣いている	1.1.1				笑う	しゃがむ	吹く	
20	滑っている	1.1.1				這う	破れる	囲む	
21	拾っている	5.1.1				踏む	履く	痛む	
22	はめている	5.1.1				挟む	飛ばす	曲がる	
23	食べている	5.1.1				脱ぐ	弾く	教える	
24	指さしている	5.1.1				もむ	かぶる	眠る	
25	当たる	3.1.1				巻き付く	沈む	負う	
26	触っている	3.1.1				付く	たかる	消える	
27	運んでいる	11.1.1				届ける	汲む	比べる	
28	追い出している	11.1.1				入れる	積む	ふくらむ	
29	えがいている	8.1.1				写す	配る	飾る	
30	植えている	8.1.1				塗る	待つ	読む	
31	結んでいる	5.1.1				閉じる	折る	はずれる	
32	つぶっている	5.1.1				とかす	剃る	はぐ	
33	登っている	6.1.1				飛び降りる	飛び立つ	うつぶす	
34	近寄っている	6.1.1				遠ざかる	入る	着る	
35	張っている	5.1.1				する	彫る	はずす	
36	掻いている	5.1.1				握る	拭く	別れる	
37	振っている	5.1.1				倒す	かつぐ	絞る	
38	めくっている	5.1.1				削る	はたく	棄てる	
39	刺している	8.1.1				浮かべる	置く	包む	
40	戻している	8.1.1				つるす	放る	伸びる	
	計			/20	/20				

健常者70名の平均得点：39.83（SD 0.51）

正答数	高頻度	/20	計
	低頻度	/20	/40

（不許複製）

類義語判断検査（音声提示，文字〈漢字〉提示）

氏名　　　　　　　　（男・女）　歳　　　　検査日　　年　月　日
　　　　　　　　　　　　　　　　　　　　　検査者

教示：「これから二つのことばをお聞かせ（お見せ）します。二つのことばが同じような意味
　　　であったら『同じ』，違う意味であったら『違う』と答えてください。
　　　（この教示以外でも，被験者にとって 理解しやすいと思われる表現や，反応しやすいと
　　　思われる方法があれば，それらを用いてもよい。）

制限時間：なし
得点：正答１点，誤答０点

　　例）本屋-書店，手帳-布団，金持-裕福，天気-会社

No.	検査語	反応時間	得点 類義語 高心像	得点 類義語 低心像	得点 非類義語 高心像	得点 非類義語 低心像	No.	検査語	反応時間	得点 類義語 高心像	得点 類義語 低心像	得点 非類義語 高心像	得点 非類義語 低心像
1	椅子 ― 腰掛						21	仲間 ― 同類					
2	芝居 ― 演劇						22	収入 ― 所得					
3	知識 ― 結論						23	世相 ― 論理					
4	調理 ― 炊事						24	料理 ― 診察					
5	建設 ― 全国						25	本当 ― 真実					
6	自慢 ― 望み						26	試合 ― 鉄道					
7	人形 ― 筆						27	憶測 ― 推理					
8	要素 ― 成分						28	息子 ― 倅					
9	教員 ― 菩薩						29	農業 ― 社長					
10	道楽 ― 趣味						30	薬 ― 切符					
11	方法 ― 手段						31	免許 ― 職場					
12	文通 ― 輸出						32	運搬 ― 輸送					
13	免税 ― 戦前						33	発展 ― 進歩					
14	内容 ― 中身						34	俳句 ― 並木					
15	調達 ― 就任						35	心配 ― 不安					
16	圧迫 ― 無実						36	円滑 ― 言葉					
17	生活 ― 暮し						37	能力 ― 議題					
18	妻 ― 女房						38	歩調 ― 足並					
19	土手 ― 堤防						39	水素 ― 事件					
20	約束 ― 睡眠						40	社会 ― 世間					

音声提示；健常者51名の平均得点：
39.31(SD 1.05)

文字提示；健常者46名の平均得点：
38.80(SD 1.64)

	高心像	低心像	総計
類義語	/10	/10	
非類義語	/10	/10	
計	/20	/20	/40

（不許複製）

意味カテゴリー別名詞検査（呼称）

氏名　　　　　　（男・女）　　歳　　検査日　　年　　月　　日～　　月　　日

検査者

教示：「これは何(何色)ですか。」
制限時間：刺激提示から10秒
得点：正答1点，誤答0点
例）象

c：カテゴリー
I:屋内部位　E:建造物　A:動物　C:色　F:加工食品
V:野菜果物　P:植物　T:乗り物　B:身体部位　D:道具
f：親密度　H：高親密度　L：低親密度

No.	c	f	検査語	反応時間	反応	得点	No.	c	f	検査語	反応時間	反応	得点
1	T	H	バス				51	P	L	カーネーション			
2	C	H	緑				52	E	L	城			
3	P	H	桜				53	A	H	蟻			
4	F	L	のり巻き				54	F	H	豆腐			
5	E	L	五重塔				55	D	L	ドライバー			
6	D	H	コップ				56	C	L	紺			
7	V	L	ごぼう				57	I	H	階段			
8	B	L	土踏まず				58	T	L	戦車			
9	I	H	風呂				59	V	H	人参			
10	A	L	ヒトデ				60	B	H	背中			
11	F	H	ハム				61	F	L	鏡餅			
12	A	H	兎				62	D	H	スプーン			
13	T	L	ロープウエイ				63	P	H	朝顔			
14	E	H	学校				64	C	L	金色			
15	D	L	ちりとり				65	B	H	足			
16	I	L	縁側				66	I	L	ふすま			
17	B	H	歯				67	A	H	蛇			
18	V	H	ネギ				68	V	L	レモン			
19	P	L	あじさい				69	E	H	公園			
20	C	L	灰色				70	T	L	乳母車			
21	I	H	天井				71	I	H	床			
22	D	H	鍵				72	P	L	藤			
23	C	L	肌色				73	D	L	ピンセット			
24	A	L	ワニ				74	T	H	トラック			
25	T	H	電車				75	V	H	苺			
26	B	H	顔				76	C	L	黄土色			
27	P	H	松				77	E	L	銭湯			
28	E	L	ガードレール				78	A	L	ナマズ			
29	V	L	柿				79	F	H	そば			
30	F	L	ちまき				80	B	H	お腹			
31	E	H	信号				81	C	H	オレンジ			
32	P	L	すすき				82	F	H	バター			
33	D	L	じょうろ				83	E	H	工場			
34	I	L	コンセント				84	A	H	鳩			
35	F	H	天ぷら				85	D	L	電卓			
36	B	L	中指				86	B	L	喉仏			
37	T	H	ヨット				87	P	H	チューリップ			
38	C	H	ピンク				88	V	L	白菜			
39	A	L	ふくろう				89	T	L	トラクター			
40	V	H	みかん				90	I	L	廊下			
41	I	L	柱				91	T	H	パトカー			
42	F	L	角砂糖				92	I	H	押入れ			
43	A	H	犬				93	D	H	鉛筆			
44	T	L	かご				94	B	L	目尻			
45	P	H	バラ				95	V	H	芋			
46	D	H	鍋				96	E	L	吊り橋			
47	B	L	まぶた				97	C	H	赤			
48	V	L	くるみ				98	F	L	かき氷			
49	C	H	黒				99	A	L	豹			
50	E	H	デパート				100	P	L	サボテン			

意味カテゴリー別名詞検査（呼称）

氏名 _____

c：カテゴリー
　I：屋内部位　E：建造物　A：動物　C：色　F：加工食品
　V：野菜果物　P：植物　T：乗り物　B：身体部位　D：道具
f：親密度　H：高親密度　L：低親密度

No.	c	f	反応時間	検査語	反応	得点	No.	c	f	反応時間	検査語	反応	得点
101	E	L		ピラミッド			151	D	H		マッチ		
102	A	L		サイ			152	I	L		二階		
103	B	H		目			153	V	L		落花生		
104	P	H		ひまわり			154	F	H		御飯		
105	D	L		はたき			155	T	H		自転車		
106	F	H		刺身			156	E	L		歩道橋		
107	I	H		玄関			157	A	H		鯨		
108	V	H		トマト			158	C	H		茶色		
109	C	L		黄緑			159	P	L		菖蒲		
110	T	L		三輪車			160	B	L		ふくらはぎ		
111	A	H		鶏			161	V	H		桃		
112	B	L		つむじ			162	F	L		鯛焼き		
113	V	L		アスパラガス			163	E	H		道路		
114	I	H		ドア			164	D	L		靴べら		
115	C	L		銀色			165	C	L		水色		
116	D	L		すりこぎ			166	I	H		壁		
117	F	L		ウイスキー			167	P	H		たんぽぽ		
118	P	H		梅			168	T	L		いかだ		
119	T	H		タクシー			169	A	L		山羊		
120	E	H		動物園			170	B	H		鼻		
121	I	L		床の間			171	A	H		海老		
122	C	L		焦げ茶			172	I	H		台所		
123	V	H		ぶどう			173	T	H		オートバイ		
124	F	H		飴			174	V	L		かぶ		
125	A	L		毛虫			175	P	L		柳		
126	D	H		アイロン			176	D	L		しゃもじ		
127	E	H		寺			177	F	H		まんじゅう		
128	T	L		そり			178	B	L		かかと		
129	P	L		ひょうたん			179	C	L		うす紫		
130	B	H		首			180	E	H		家		
131	D	H		消しゴム			181	F	L		おせち料理		
132	B	L		頬			182	C	H		青		
133	P	L		いちょう			183	D	H		傘		
134	E	H		駅			184	P	L		つくし		
135	F	L		ギョウザ			185	V	H		りんご		
136	A	H		牛			186	T	L		馬車		
137	V	L		びわ			187	E	L		線路		
138	T	H		飛行機			188	A	L		竜の落とし子		
139	I	L		畳			189	B	H		耳		
140	C	H		白			190	I	H		便所		
141	P	H		竹			191	V	L		蓮根		
142	A	L		ペリカン			192	A	H		猫		
143	C	H		紫			193	C	H		黄色		
144	I	L		手すり			194	B	L		へそ		
145	B	H		口			195	E	L		街灯		
146	V	H		大根			196	I	L		障子		
147	E	L		風車			197	F	H		酒		
148	D	H		鋏			198	T	H		船		
149	T	L		潜水艦			199	D	L		安全ピン		
150	F	L		ステーキ			200	P	H		もみじ		

（不許複製）

意味カテゴリー別名詞検査（呼称）集計表

氏名＿＿＿＿＿＿＿＿＿＿＿＿＿＿　　　　検査日　　　年　　月　　日～　　月　　日

カテゴリー	No.	得点	親密度別 高10	親密度別 低10	合計 /20 (%)
I 屋内部位	9 21 57 71 92 107 114 166 172 190				
	16 34 41 66 90 121 139 144 152 196				(　)
E 建造物	14 31 50 69 83 120 127 134 163 180				
	5 28 52 77 96 101 147 156 187 195				(　)
T 乗り物	1 25 37 74 91 119 138 155 173 198				
	13 44 58 70 89 110 128 149 168 186				(　)
D 道具	6 22 46 62 93 126 131 148 151 183				
	15 33 55 73 85 105 116 164 176 199				(　)
F 加工食品	11 35 54 79 82 106 124 154 177 197				
	4 30 42 61 98 117 135 150 162 181				(　)
V 野菜果物	18 40 59 75 95 108 123 146 161 185				
	7 29 48 68 88 113 137 153 174 191				(　)
P 植物	3 27 45 63 87 104 118 141 167 200				
	19 32 51 72 100 129 133 159 175 184				(　)
A 動物	12 43 53 67 84 111 136 157 171 192				
	10 24 39 78 99 102 125 142 169 188				(　)
B 身体部位	17 26 60 65 80 103 130 145 170 189				
	8 36 47 86 94 112 132 160 178 194				(　)
C 色	2 38 49 81 97 140 143 158 182 193				
	20 23 56 64 76 109 115 122 165 179				(　)
		合計 (%)	/100 (　)	/100 (　)	/200 (　)

健常者54名の平均得点：193.35(SD 5.43)

カテゴリー別Z得点プロフィール（失語症患者95名の成績を元に算定）

	-4.00　-3.00　-2.00　-1.00　0.00　1.00　2.00
屋内部位	0 1 2 3 4 5 6 7 8 9 10 11 12 13 14 15 16 17 18 19 20
建造物	0 1 2 3 4 5 6 7 8 9 10 11 12 13 14 15 16 17 18 19 20
乗り物	0 1 2 3 4 5 6 7 8 9 10 11 12 13 14 15 16 17 18 19 20
道具	0 1 2 3 4 5 6 7 8 9 10 11 12 13 14 15 16 17 18 19 20
加工食品	0 1 2 3 4 5 6 7 8 9 10 11 12 13 14 15 16 17 18 19 20
野菜果物	1 2 3 4 5 6 7 8 9 10 11 12 13 14 15 16 17 18 19 20
植物	0 1 2 3 4 5 6 7 8 9 10 11 12 13 14 15 16 17 18 19 20
動物	1 2 3 4 5 6 7 8 9 10 11 12 13 14 15 16 17 18 19 20
身体部位	2 3 4 5 6 7 8 9 10 11 12 13 14 15 16 17 18 19 20
色	0 1 2 3 4 5 6 7 8 9 10 11 12 13 14 15 16 17 18 19 20

意味カテゴリー別名詞検査（聴覚的理解）

氏名　　　　　　　（男・女）　歳　　検査日　　年　月　日～　月　日
　　　　　　　　　　　　　　　　　　検査者

教示：「〇〇はどれですか。指さして下さい。」　c：カテゴリー
制限時間：刺激提示から10秒　　　　　I：屋内部位　E：建造物　A：動物　C：色　F：加工食品
得点：正答1点，誤答0点　　　　　　　V：野菜果物　P：植物　T：乗り物　B：身体部位　D：道具
例）象　　　　　　　　　　　　　　　f：親密度　H：高親密度　L：低親密度

No.	c	f	図版	検査語	反応時間	反応	得点	No.	c	f	図版	検査語	反応時間	反応	得点
1	I	H	I-1	風呂				51	V	H	V-3	苺			
2	I	L	I-1	縁側				52	V	L	V-3	ごぼう			
3	E	H	E-1	信号				53	P	H	P-3	ひまわり			
4	E	L	E-1	歩道橋				54	P	L	P-3	菖蒲			
5	T	H	T-1	電車				55	A	H	A-3	蛇			
6	T	L	T-1	潜水艦				56	A	L	A-3	山羊			
7	D	H	D-1	鉛筆				57	B	H	B-3	歯			
8	D	L	D-1	靴べら				58	B	L	B-3	喉仏			
9	F	H	F-1	バター				59	C	H	C-3	ピンク			
10	F	L	F-1	ちまき				60	C	L	C-3	肌色			
11	V	H	V-1	トマト				61	I	H	I-4	壁			
12	V	L	V-1	くるみ				62	I	L	I-4	廊下			
13	P	H	P-1	竹				63	E	H	E-4	家			
14	P	L	P-1	つくし				64	E	L	E-4	ガードレール			
15	A	H	A-1	猫				65	T	H	T-4	ヨット			
16	A	L	A-1	ナマズ				66	T	L	T-4	かご			
17	B	H	B-1	目				67	D	H	D-4	アイロン			
18	B	L	B-1	土踏まず				68	D	L	D-4	すりこぎ			
19	C	H	C-1	緑				69	F	H	F-4	刺身			
20	C	L	C-1	灰色				70	F	L	F-4	角砂糖			
21	I	H	I-2	玄関				71	V	H	V-4	芋			
22	I	L	I-2	障子				72	V	L	V-4	蓮根			
23	E	H	E-2	デパート				73	P	H	P-4	梅			
24	E	L	E-2	風車				74	P	L	P-4	いちょう			
25	T	H	T-2	パトカー				75	A	H	A-4	兎			
26	T	L	T-2	いかだ				76	A	L	A-4	ワニ			
27	D	H	D-2	鍋				77	B	H	B-4	顔			
28	D	L	D-2	電卓				78	B	L	B-4	ふくらはぎ			
29	F	H	F-2	天ぷら				79	C	H	C-4	白			
30	F	L	F-2	おせち料理				80	C	L	C-4	金色			
31	V	H	V-2	大根				81	I	H	I-5	便所			
32	V	L	V-2	柿				82	I	L	I-5	畳			
33	P	H	P-2	バラ				83	E	H	E-5	寺			
34	P	L	P-2	サボテン				84	E	L	E-5	銭湯			
35	A	H	A-2	蟻				85	T	H	T-5	自転車			
36	A	L	A-2	豹				86	T	L	T-5	トラクター			
37	B	H	B-2	首				87	D	H	D-5	スプーン			
38	B	L	B-2	つむじ				88	D	L	D-5	はたき			
39	C	H	C-2	茶色				89	F	H	F-5	豆腐			
40	C	L	C-2	水色				90	F	L	F-5	鯛焼き			
41	I	H	I-3	押し入れ				91	V	H	V-5	りんご			
42	I	L	I-3	二階				92	V	L	V-5	レモン			
43	E	H	E-3	公園				93	P	H	P-5	松			
44	E	L	E-3	つり橋				94	P	L	P-5	柳			
45	T	H	T-3	オートバイ				95	A	H	A-5	海老			
46	T	L	T-3	戦車				96	A	L	A-5	フクロウ			
47	D	H	D-3	傘				97	B	H	B-5	お腹			
48	D	L	D-3	じょうろ				98	B	L	B-5	頬			
49	F	H	F-3	酒				99	C	H	C-5	青			
50	F	L	F-3	ギョウザ				100	C	L	C-5	銀色			

（不許複製）

意味カテゴリー別名詞検査（聴覚的理解）

氏名＿＿＿＿＿＿＿＿＿＿＿＿

c：カテゴリー
I:屋内部位　E:建造物　A:動物　C:色　F:加工食品
V:野菜果物　P:植物　T:乗り物　B:身体部位　D:道具
f：親密度　　H：高親密度　L：低親密度

＊No101～最初の図版(I-1,6)に戻る

No.	c	f	図版	検査語	反応時間	反応	得点
101	I	H	I-6	床			
102	I	L	I-6	柱			
103	E	H	E-6	工場			
104	E	L	E-6	線路			
105	T	H	T-6	タクシー			
106	T	L	T-6	三輪車			
107	D	H	D-6	鋏			
108	D	L	D-6	ドライバー			
109	F	H	F-6	御飯			
110	F	L	F-6	かき氷			
111	V	H	V-6	蜜柑			
112	V	L	V-6	白菜			
113	P	H	P-6	桜			
114	P	L	P-6	藤			
115	A	H	A-6	鯨			
116	A	L	A-6	竜の落とし子			
117	B	H	B-6	背中			
118	B	L	B-6	中指			
119	C	H	C-6	黒			
120	C	L	C-6	焦げ茶			
121	I	H	I-7	階段			
122	I	L	I-7	ふすま			
123	E	H	E-7	動物園			
124	E	L	E-7	五重塔			
125	T	H	T-7	トラック			
126	T	L	T-7	馬車			
127	D	H	D-7	コップ			
128	D	L	D-7	しゃもじ			
129	F	H	F-7	ハム			
130	F	L	F-7	ウイスキー			
131	V	H	V-7	ぶどう			
132	V	L	V-7	アスパラガス			
133	P	H	P-7	朝顔			
134	P	L	P-7	あじさい			
135	A	H	A-7	牛			
136	A	L	A-7	ペリカン			
137	B	H	B-7	耳			
138	B	L	B-7	へそ			
139	C	H	C-7	黄色			
140	C	L	C-7	薄紫			
141	I	H	I-8	天井			
142	I	L	I-8	コンセント			
143	E	H	E-8	道路			
144	E	L	E-8	街灯			
145	T	H	T-8	飛行機			
146	T	L	T-8	そり			
147	D	H	D-8	鍵			
148	D	L	D-8	ちりとり			
149	F	H	F-8	そば			
150	F	L	F-8	のり巻き			

No.	c	f	図版	検査語	反応時間	反応	得点
151	V	H	V-8	ネギ			
152	V	L	V-8	ビワ			
153	P	H	P-8	チューリップ			
154	P	L	P-8	ｶｰﾈｰｼｮﾝ			
155	A	H	A-8	犬			
156	A	L	A-8	毛虫			
157	B	H	B-8	鼻			
158	B	L	B-8	かかと			
159	C	H	C-8	紫			
160	C	L	C-8	黄緑			
161	I	H	I-9	ドア			
162	I	L	I-9	床の間			
163	E	H	E-9	駅			
164	E	L	E-9	ピラミッド			
165	T	H	T-9	バス			
166	T	L	T-9	ロープウエイ			
167	D	H	D-9	マッチ			
168	D	L	D-9	ピンセット			
169	F	H	F-9	まんじゅう			
170	F	L	F-9	鏡餅			
171	V	H	V-9	人参			
172	V	L	V-9	落花生			
173	P	H	P-9	たんぽぽ			
174	P	L	P-9	すすき			
175	A	H	A-9	鶏			
176	A	L	A-9	サイ			
177	B	H	B-9	口			
178	B	L	B-9	目尻			
179	C	H	C-9	オレンジ			
180	C	L	C-9	紺			
181	I	H	I-10	台所			
182	I	L	I-10	手すり			
183	E	H	E-10	学校			
184	E	L	E-10	城			
185	T	H	T-10	船			
186	T	L	T-10	乳母車			
187	D	H	D-10	消しゴム			
188	D	L	D-10	安全ピン			
189	F	H	F-10	飴			
190	F	L	F-10	ステーキ			
191	V	H	V-10	桃			
192	V	L	V-10	かぶ			
193	P	H	P-10	もみじ			
194	P	L	P-10	ひょうたん			
195	A	H	A-10	鳩			
196	A	L	A-10	ヒトデ			
197	B	H	B-10	足			
198	B	L	B-10	まぶた			
199	C	H	C-10	赤			
200	C	L	C-10	黄土色			

意味カテゴリー別名詞検査（聴覚的理解）集計表

氏名＿＿＿＿＿＿＿＿＿＿　検査日　　　年　　月　　日～　　　月　　日

カテゴリー	No.										得点	親密度別 高10	親密度別 低10	合計 /20 (%)
I 屋内部位	1	21	41	61	81	101	121	141	161	181				
	2	22	42	62	82	102	122	142	162	182				(　)
E 建造物	3	23	43	63	83	103	123	143	163	183				
	4	24	44	64	84	104	124	144	164	184				(　)
T 乗り物	5	25	45	65	85	105	125	145	165	185				
	6	26	46	66	86	106	126	146	166	186				(　)
D 道具	7	27	47	67	87	107	127	147	167	187				
	8	28	48	68	88	108	128	148	168	188				(　)
F 加工食品	9	29	49	69	89	109	129	149	169	189				
	10	30	50	70	90	110	130	150	170	190				(　)
V 野菜果物	11	31	51	71	91	111	131	151	171	191				
	12	32	52	72	92	112	132	152	172	192				(　)
P 植物	13	33	53	73	93	113	133	153	173	193				
	14	34	54	74	94	114	134	154	174	194				(　)
A 動物	15	35	55	75	95	115	135	155	175	195				
	16	36	56	76	96	116	136	156	176	196				(　)
B 身体部位	17	37	57	77	97	117	137	157	177	197				
	18	38	58	78	98	118	138	158	178	198				(　)
C 色	19	39	59	79	99	119	139	159	179	199				
	20	40	60	80	100	120	140	160	180	200				(　)

健常者53名の平均得点：199.40(SD 0.95)

合計 (%)	/100 (　)	/100 (　)	/200 (　)

カテゴリー別Z得点プロフィール（失語症患者68名の成績を元に算定）

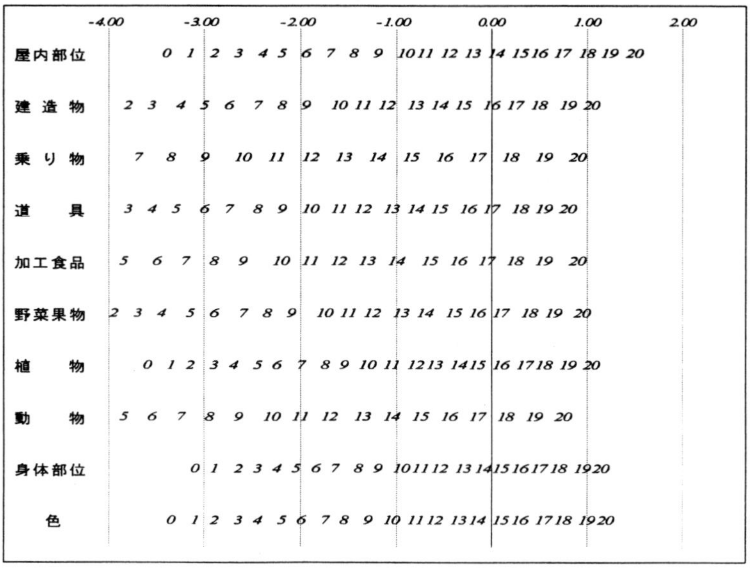

文献

1) Morton J, Patterson KP: A new attempt at an interpretation, or an attempt at a new interpretation. Deep Dyslexia, (edited by Coltheart M, Patterson KP, Marshall JC), Routledge & Kegan Paul, London, 1980.

2) Coltheart M, Curtis B, Atkins P, et al: Models of reading aloud: Dual-route and parallel-distributed- processing approaches. Psychological Review, 100(4): 589-608,1993.

3) Seidenberg MS, McClelland, JL: A distributed developmental model of word recognition and naming. Psychological Review,96: 523-568,1989.

4) Patterson KP, Shewell C: Speak and spell: Dissociation and word-class effects. The Cognitive Neuropsychology of Language, (edited by Coltheart M, Sartori G, Job R), pp. 278-292, Lawrence Erlbaum, London, 1987.

5) Ellis AW, Young AW: Human Cognitive Neuropsychology. Lawrence Erlbaum , London,1988.

6) Coltheart M.: Deep dyslexia: A review of syndrome. Deep Dyslexia,(edited by Coltheart M, Patterson KP, Marshall JC), Routledge & Kegan Paul, London, 1980.

7) Sasanuma S: Neuropsychology of reading: Universal and language-specific features of reading impairment. Interpretational Perspectives on Psychological Science : Leading Themes, vol.1,(edited by Bertelson P, Eelen P. d'Ydewalle G), Lawrence Erlbaum, Hillslade,1994.

8) Franklin SD: Dissociations in auditory word comprehension: Evidence from nine fluent aphasic patients. Aphasiology, 3:189-207,1989.

9) Damasio AR, Tranel D: Nouns and verbs are retrieved with differently distributed neural systems. Proceedings of National Academy of Science. 90:4957-4960, 1993.

10) Damasio H, Grabowski T, Tranel D, et al: A neural basis for lexical retrieval. Nature, 380:499-505, 1996.

11) Yamadori A, Albert ML: Word Category Aphasia. Cortex, 9:112-125, 1973.

12) Kay J, Lesser R, Coltheart M : Psycholinguistic Assessments of Language Processing in Aphasia. Lawrence Erlbaum, Hove, 1992.

13) 国語研究所編：国立国語研究所報告 21；現代雑誌九十種の用語用字.秀英出版,1962.

14) 小川嗣夫, 稲村義貞：言語材料の諸属性の検討ー名詞の心像性,具象性,有意味度および学習容易性.心理学研究,44(6):317-327,1974.

15) 厳島行雄, 石原治, 永田優子, 他：漢字二字名詞 600 語の諸属性調査ー心像性,具象性,学習容易性.日本大学心理学研究,12:1-19,1991.

16) 金田一京介編：新明解国語辞典.三省堂,1972.

17) Sasanuma S, Ito H, Patterson K P, et al：Phonological alexia in Japanese: A case study. Cognitive Neuropsychology, 13:823-848,1996.

18) 阪本一郎：新教育基本語彙.学芸図書株式会社,1984.

19) 文部省：学習指導要領.1989.

20) 浮田　潤, 皆川直凡, 杉島一郎, 他：日常物品の表記形態に関する研究—各表記の主観的出現頻度と適切性についての評定.人文論究,40,1991.

21) 国立国語研究所編：分類語彙表.秀英出版,1964.

22) 杉村　健, 栗山広治：刺激の具体性と心像性.奈良教育大学紀要,21:223-236, 1972.

23) 岡田直也:言語処理のための動詞概念分類.情報処理学会 Computational Linguistic 研究委員会,1970.

24) 大野　晋, 浜西正人：類義新辞典.角川書店,1981.

25) 北尾倫彦, 八田武志, 石田雅人, 他： 教育漢字 881 字の具体性, 象形性および熟知性.心理学研究,48:105-111,1977.

26) Warrington EK, Shallice T：Category-specific semantic impairment. Brain, 107:829-854,1984.

27) Goodglass H, Wingfield A, Hyde, MR, et al：Category- specific associations in naming and recognition by aphasic patients. Cortex, 22:87-102,1986.

28) Hills AE, Caramazza A.: Category-specific naming and comprehension impairment: A double dissociation, Brain, 114:2081-2094, 1991.

29) 下垣由美子, 奥平奈保子, 物井寿子,他：失語症患者のカテゴリー別名詞発話能力—評価法の検討：その１.音声言語医学, 37：53,（第 40 回日本音声言語医学会総会・学術講演会発表）,1996.

30) 天野成昭, 近藤公久：日本語の語彙特性　第１巻　単語親密度. 三省堂,1999.

31) Ellis AW, Franklin S: Cognitive neuropsychology and the remediation of spoken language. Cognitive Neuropsychology and Cognitive Rehabilitation (edited by Riddoch MJ, Humphreys GW. Lawrence Erlbaum, Hove, 1994.

32) 小野久里子, 植田　恵, 藤田郁代：認知神経心理学的モデルに基づく失語症患者の語の聴覚的理解障害の解析. 音声言語医学,37:56,（第 40 回日本音声言語医学会総会・学術講演会発表）,1996.

33) Miceli G, Silveri M, Villa G, et al: On the basis for agrammatic's difficulty in producing main verbs. Cortex, 20:207-220,1984.

34) 小野久里子, 藤原由子, 古谷二三代, 他：失語症患者における品詞と頻度による喚語能力の差の検討.音声言語医学,38:43-44,（第 41 回日本音声言語医学会総会発表),1997.

35) 物井寿子：流暢・非流暢型失語症における語彙判断課題の成績.音声言語医

学,39:145-146,(第 42 回日本音声言語医学会総会・学術講演会発表),1998.
36) 奥平奈保子, 藤田郁代：語彙障害とその治療—認知神経心理学的アプローチ.音声言語医学, 37:388-389,(第 40 回日本音声言語医学会総会・学術講演会発表),1996.
37) 藤田郁代：失語症の認知神経心理学的リハビリテーション. 総合リハビリテーション, 27(8),747-753,1999.

失語症語彙検査作成者

藤田　郁代	国際医療福祉大学保健学部言語聴覚障害学科 〒324-8501　栃木県大田原市北金丸2600-1 (旧・日本音声言語医学会言語委員会失語症小委員会委員長)
物井　寿子	小平市障害者福祉センター 〒187-0035　東京都小平市小川西町5-25-15 (旧・日本音声言語医学会言語委員会失語症小委員会副委員長)
奥平奈保子	東京都リハビリテーション病院リハビリテーション部 〒131-0034　東京都墨田区堤通2-14-1
植田　　恵	国際医療福祉大学保健学部言語聴覚障害学科 〒324-8501　栃木県大田原市北金丸2600-1
小野久里子	国立身体障害者リハビリテーションセンター　学院 〒359-8555　埼玉県所沢市並木4-1
古谷二三代	国際医療福祉大学保健学部言語聴覚障害学科 〒324-8501　栃木県大田原市北金丸2600-1
下垣由美子	東京都リハビリテーション病院リハビリテーション部 〒131-0034　東京都墨田区堤通2-14-1
井口　由子	津田沼中央総合病院リハビリテーション科 〒275-0026　千葉県習志野市谷津1-9-17
笹沼　澄子	国際医療福祉大学大学院医療福祉学研究科 〒324-8501　栃木県大田原市北金丸2600-1

検査作成協力病院

永生病院リハビリテーションセンター

国立身体障害者リハビリテーションセンター病院

東京都老人医療センター

東京都リハビリテーション病院

国際医療福祉大学クリニック

失語症語彙検査

単語の情報処理の評価

2000 年　9 月 13 日　初版発行
2001 年　7 月 15 日　第 2 版発行
2022 年　4 月　1 日　第 2 版第 6 刷発行

著者　藤田　郁代　物井　寿子　奥平奈保子
植田　恵　小野久里子　古谷二三代
下垣由美子　井口　由子　笹沼　澄子

発行　株式会社エスコアール
〒292-0825　千葉県木更津市畑沢 2-36-3
Tel 0438-30-3090　Fax 0438-30-3091

ISBN 978-4-900851-27-6　C3047